名誉主编 刘大为

重症医学：
规范·流程·实践

（第2版）

主　编　邱海波　杨　毅
副主编　郭凤梅　严　静　管向东
编　者（按姓氏笔画排序）

刘　玲　东南大学附属中大医院　　　莫　敏　东南大学附属中大医院

刘大为　中国医学科学院北京协和医院　徐晓婷　东南大学附属中大医院

刘艾然　东南大学附属中大医院　　　徐静媛　东南大学附属中大医院

刘松桥　东南大学附属中大医院　　　郭凤梅　东南大学附属中大医院

严　静　浙江医院　　　　　　　　　郭兰骐　东南大学附属中大医院

李　卿　东南大学附属中大医院　　　黄英姿　东南大学附属中大医院

杨　毅　东南大学附属中大医院　　　谢剑锋　东南大学附属中大医院

杨从山　东南大学附属中大医院　　　管向东　中山大学附属第一医院

邱海波　东南大学附属中大医院　　　潘　纯　东南大学附属中大医院

人民卫生出版社

图书在版编目(CIP)数据

重症医学:规范·流程·实践/邱海波,杨毅主编. —2 版.
—北京:人民卫生出版社,2016
ISBN 978-7-117-22470-3

Ⅰ.①重… Ⅱ.①邱…②杨… Ⅲ.①险症-诊疗
Ⅳ.①R459.7

中国版本图书馆 CIP 数据核字(2016)第 084318 号

人卫智网	www.ipmph.com	医学教育、学术、考试、健康,
		购书智慧智能综合服务平台
人卫官网	www.pmph.com	人卫官方资讯发布平台

重症医学:规范·流程·实践
第 2 版

主　　编:邱海波　杨　毅
出版发行:人民卫生出版社(中继线 010-59780011)
地　　址:北京市朝阳区潘家园南里 19 号
邮　　编:100021
E - mail:pmph @ pmph. com
购书热线:010-59787592　010-59787584　010-65264830
印　　刷:北京虎彩文化传播有限公司
经　　销:新华书店
开　　本:787×1092　1/16　印张:11
字　　数:260 千字
版　　次:2011 年 4 月第 1 版　2016 年 5 月第 2 版第 1 次印刷
　　　　　2024 年 2 月第 2 版第 8 次印刷(总第 13 次印刷)
标准书号:ISBN 978-7-117-22470-3
定　　价:32.00 元

打击盗版举报电话:010-59787491　E-mail:WQ @ pmph. com
质量问题联系电话:010-59787234　E-mail:zhiliang @ pmph. com

前　言

重症医学（critical care medicine）是医学专业的一门新学科。相对传统学科，重症医学起步较晚，但重症医学是现代医学进步的重要标志，是医院整体实力的集中体现。重症医学的建设和发展是医学进展的必然。我国的重症医学在全体同仁的不懈努力下，正在快速发展成长。在越来越多的医院中，已经形成的重症医学科专业人员梯队在重症患者救治中的作用和地位不可替代，重症医学显示出强大的活力。

重症医学具有多学科性，涵盖面宽，内容丰富，集疾病和器官功能评估、监测、治疗为一体，要求医务工作者具有敏锐的临床观察能力、准确的临床判断能力和快速的临床治疗能力。医疗质量在很大程度上依赖于医疗行为的规范性。因此，以重症医学理论为基石，促进学科的规范化建设，从而在实践中指导医疗工作，是学科持续发展的基础和保障。在这样的背景下，《重症医学：规范·流程·实践》于2011年7月出版，意在为从事重症医学的医务工作者的临床工作提供一部有价值的参考书，以规范医疗行为，更好地为重症患者服务。该书有一定针对性，又有临床实用性。希望能为从事重症医学的医务工作者在重症患者的临床救治中发挥必要的指导和参考作用。

五年过去，重症医学的规范化建设又取得明显进展。在广泛听取专家和读者意见的基础上，我们对《重症医学：规范·流程·实践》进行了补充和修订。新版本对原有内容进行了专业知识的更新，如严重感染和感染性休克的诊断、ARDS诊断和机械通气治疗流程、重症患者的胃肠功能评价等；同时增加了近年来的重要进展，包括重症医学质量控制、重症超声和体外膜氧合的临床应用、重症患者的主动运动等；另外，在写作方式上，对第1版编写过程中存在的不足进行了修正和完善，进一步增强该书的可读性。期望能够为读者提供一本既有系统理论性又有实用性的参考书，对从事重症医学工作的同道有所帮助。

作为本书的主编，我衷心感谢对本书的出版工作给予帮助的各位同道，衷心感谢人民卫生出版社给予的支持。谨向在本书出版过程中给予全力支持和帮助的各界人士表示诚挚的敬意，相信编委会人员的辛勤努力和本书的出版会对我国重症医学事业的规范发展起到积极的推动作用。

主编　邱海波

2016 年 5 月

重症医学:规范·流程·实践

目　录

第一篇　概　述

第二篇　重症医学规范：理论迈向实践

重症医学：规范·流程·实践

第一篇 | 概　述

第一章
重症医学的发展

重症医学是临床医学中独立的二级学科，重症医学的形成和发展是医学发展的必然。学科特点使重症医学站在了生命的前沿。

重症医学以疾病急性发作或急骤变化并危及生命的患者为救治对象，探讨疾病的发生、发展特点及其规律与转归，并根据这些特点和规律对重症患者进行治疗。重症监护病房（intensive care unit，ICU）是重症医学科的临床基地，是以重症医学理论和实践为基础，专门从事重症患者救治的专业化队伍的临床基地，是来自临床各科中重症患者和手术后高危患者的集中管理单位。重症医学的发展使许多过去认为已无法挽救的患者得以存活，或生存时间得以延长，从而获得进一步救治机会。

相对于其他临床学科，重症医学科是一个相对年轻的学科，但发展迅速、成长日新月异。1970 年美国重症医学会（Society of Critical Care Medicine）作为一个独立的学术团体宣布成立，标志重症医学成为独立的学科。我国重症医学起步较晚。1982 年，曾宪九和陈德昌教授在中国医学科学院北京协和医院建立了国内第一张现代意义的 ICU 病床，1984 年北京协和医院正式建立加强医疗科，是我国真正意义上的第一个重症医学科。1988 年原卫生部要求在三级医院必须建立 ICU，促进了我国重症医学的飞速发展。随着医疗救治的需求、学科的进步及从业人员的日益增加，2005 年 3 月，中华医学会成立重症医学分会，确立了中国重症医学的学科地位，并为重症医学的持续快速发展注入了新的活力。

2008 年 7 月，国务院对重症医学学科进行了认定。在学科分类的国家标准中规定重症医学为临床医学的二级学科，学科代码为 320.58；2009 年 1 月，原卫生部颁布在《医疗机构诊疗科目名录》中增加"重症医学科"诊疗科目的通知，要求在医疗机构中增加"重症医学科"为一级诊疗科目，随后颁发了《重症医学科设置和管理规范》，标志着我国重症医学进入一个规范化和系统化的发展阶段，是我国医疗卫生事业发展的一个重要里程碑，也为各级医院重症医学的建设发展奠定了良好的基础。

2009 年度起《卫生专业技术资格考试专业目录》中，中级资格考试增加重症医学（专业代码为 114）类别，重症医学专业人员第一次开始了本专业的职称晋升统一报名和考试。2010 年重症医学纳入全国高级职称晋级统一考试，为广大重症医学从业医师的职业生涯发展奠定了基础。2010年重症医学列入国家自然科学基金专项申报目录，重症医学有了属于本学科的申报途径。同年，中华医学会开始设立了重症医学的临床医学科研专项资金。2011年底重症医学成功申报原卫生部行业专项基金，极大地推动了重症医学科研的发展。随着医学理论和科研的发展、科技水平的进步、临床医疗的迫切需求，重症医学显示出越来越活跃的生命力。为保证学科规范持续发展，2012年成立国家重症医学质量控制中心，为保障重症医学的规范化发展及医疗质量控制创造了条件。

重症患者的救治是重症医学的主要使命。危重病一直是医学研究和临床医疗的重点和难点，也是疾病治愈的主要困难，因此，重症医学在医院占据重要地位。随着医学基础理论和技术的不断进步，电子技术、分子生物学、生物医学工程、信息技术等各个领域的飞速发展，重症医学正快速进展，使重症患者得到及时有效的加强医疗的同时，给患者提供最大的安全保障，使很多重症患者得以"起死回生"。重症患者的生命支持技术水平，直接反映医院的综合救治能力，已成为现代化医院的标志。

第二章

重症医学学科建设与规范

重症医学科属于临床独立学科，ICU是重症医学科的临床基地。重症医学工作者应用精准的诊断、先进的监护和治疗设备与技术，对患者病情进行连续、动态的定性和定量观察，并通过有效的干预措施，为重症患者提供规范的、高质量的生命支持和治疗，改善生存质量。重症患者的生命支持技术水平，直接反映医院的综合救治能力，体现医院整体医疗实力。

重症医学科以综合性救治为重点，独立设置，统一管理，因此需设置相对专科区域，由重症医学科医生综合患者病情制定诊治方案，专科医生可以针对相应的专科情况参与患者的诊治。具有专科特点的ICU应在重症医学科的统一管理下标准化建设，并由具备重症医学资质的医护人员实施全面规范的监测与治疗。有条件的重症医学科可设置高危病房（HDU），收治病情相对稳定，但可能有病情反复的高危患者。

一、重症医学科建设的基本要求

重症医学科属于临床独立学科，直属医院直接领导。二级以上的医院均应设立重症医学科，ICU是重症医学学科的临床基地。

ICU应设置于方便患者转运、检查和治疗的区域，并有利于感染控制，避免选择阴暗潮湿不通风的环境；必须配置必要的监护和治疗设备，接收医院各科的重症患者；病床数量应为医院病床总数的2%~8%；须配备足够数量、受过专门训练、掌握重症医学基础知识和基本操作技术、具备独立工作能力的专职医护人员。

二、重症医学科的收治对象

临床医疗工作是重症医学科的首要任务。重症医学科的主要诊治范围为：急危重症患者的抢救和延续性生命支持；多器官功能障碍患者的治疗和器官功能支持；防治多器官功能障碍综合征。主要包括以下三类：

1. 急性、可逆性危及生命的脏器功能不全，经过严密监测和治疗短期内可能得到康复的患者。若没有ICU的加强医疗，这类患者病死率很高；反之，生存率明显提高。例如：由于药物过量引起的急性呼吸功能衰竭、哮喘持续状态、严重创伤或严重烧伤等。这类患者是ICU的肯定受益者。

2. 可能发生病情变化的高危患者。这类患者收住ICU并非因为病情危重，主要为了防止发生严重并发症或病情变化，或一旦出现病情变化，能够得到及时处理。例如：深静脉血栓、脑梗塞溶栓后或大手术后等。这类患者也是ICU的肯定受益者。

3. 慢性疾病急性加重且危及生命的患者。经 ICU 积极治疗，可能使病情好转并恢复到疾病加重前状态。例如：COPD 合并感染性休克和呼吸衰竭患者。这类患者也是 ICU 的受益者。

无论发生何类突发公共事件，均易造成疾病急性发作和重大人员伤亡，这些患者是重症医学的救治对象。在近年发生的 SARS、禽流感、地震等灾难面前，重症医学科义不容辞地承担医疗救治任务，为重症患者的救治提供坚实的保障，最大程度降低各种灾难带来的伤亡，在突发公共事件的救治中作出巨大贡献。

三、重症医学科管理制度和规范的建立

重症医学科应当加强质量控制和管理，在人力资源、医疗设备、医疗信息、医疗质量安全、诊疗技术规范、感染控制等方面制定相应的管理制度，并指定专（兼）职人员负责，以保证医疗质量和医疗安全。

应当建立健全各项规章制度、岗位职责和相关技术操作流程和规范，并严格遵守执行，保证医疗服务质量。由于 ICU 运转和管理的特殊性，应在医院一般管理制度的基础上，制定 ICU 的管理制度。包括：ICU 基本制度、ICU 各级医护人员的职责、医护人员培训和上岗准入制度、ICU 重症患者抢救流程、病情沟通制度、ICU 抢救设备及物品管理规范、特殊药品管理规范、ICU 不良医疗事件防范和报告规范、ICU 院内感染控制规范、ICU 常规操作的分级诊疗操作规范和流程等。

重症医学科的患者由重症医学专业医师负责管理，患者的相关专科情况应该由重症医学科的医师与相关专科医师共同协商处理。

医院应该加强对重症医学科的医疗质量管理和评价，医疗、护理等管理部门应履行日常监管职能。

第三章

重症医学质量控制

第一节　重症医学质量控制的重要性

质量控制是学科规范和可持续发展的必然要求。随着学科进展，我国重症医学学科规模不断壮大，从业人员不断增加，但诊疗团队的建设与水平存在巨大差异。急危重患者对重症监测诊疗的需求越来越多，对医疗服务的期望值高，而各种治疗操作事关患者的生命安全。质量控制即通过规范医疗和护理措施，并持续改进来改善医疗护理质量，以最大程度保障患者安全，并利于医疗资源的合理利用，有助于产生良好的社会和经济效益。重症医学科承担着全院所有重症患者的抢救和治疗，是医院现代化水平和医疗水平的集中体现。因此，质量控制不仅有利于重症医学科的规范发展，而且对整个医院的医疗体系的建设和管理都十分重要。

一、重症医学快速发展

重症医学科是现代医学重要而独特的组成部分。随着医疗卫生水平的提高和人口老龄化，各种突发的公共卫生事件的发生，在高级别医院的重症患者数量逐渐增多，对 ICU 的需求越来越大。

在国内，重症医学从 20 世纪 80 年代中期起步，经历了一段发展相对缓慢的时期。进入21 世纪后，随着医学的进步、突发公共卫生事件中对重症患者的救治作用凸显，ICU 得到了迅猛发展，学科地位不断提高，二三级医院不断成立和扩大 ICU 规模。

二、重症医学医生水平参差不齐

随着 ICU 的不断建立和规模的扩大，ICU 医师的需求越来越大。重症医学的快速发展吸引了越来越多的临床医生投身于这一新兴行业，但重症医学医生水平参差不齐。从事重症医学的医师往往来自多个学科，如麻醉科、呼吸科、心内科等。江苏省 ICU 现况调查分析显示，ICU 科主任原从事专业中内科占 47.5％，外科占 6.6％，麻醉科占 31.2％，一直从事 ICU 的仅占 14.8％。由于最初学科的知识背景可能会影响医师对重症患者整体的判断，影响日常的查房内涵。因此，需要开展 ICU 质控和规范化培训。

三、重症医学临床信息多，知识更新快，更容易出现医疗差错

重症患者病情复杂多变，临床监测治疗信息多样，易出现医疗差错；重症医学涉及多器

官系统，相关领域知识更新快，重症患者的救治不仅需要很强的综合分析能力，而且知识的快速更新需要不断调整治疗策略，更容易出现医疗差错。但研究显示，28%～84%的医疗差错可以进行预防，例如制定和利用核查表单（Checklists），不再依靠医护人员大脑简单的记忆，而是按优先次序列出所有的注意事项，提醒医生护士注意，将有利于准确落实规范和循证医学证据，有利于减少人为错误。

综上所述，社会的需求使得ICU快速发展，但ICU人员水平参差不齐，重症医学知识的不断更新决定重症医学质控的必要性。质量控制是重症医学的生命，只有不断提高医疗质量，规范医疗行为，才能使重症医学健康发展，挽救更多患者的生命。

第二节 重症医学质控体系的建立和完善

医疗质量是医院管理的核心，保障患者安全是医疗活动的基本前提。目前，全球仍缺乏统一的重症医学质量控制体系和规范。近年来，我国在参照较为公认的国外质控体系的基础上，结合我国重症医学的实际情况初步建立了重症医学质控体系，今后仍需不断完善。

一、重症医学质控体系的建立及运行机制

重症医学的质控必须建立在完善的质控体系基础上。国外重症医学的质控起步较早，在不断实践中逐步形成较完善的质量控制体系。包括明确的质控宗旨、质控目标、质控组织架构和质控管理模式等。由于不同国家地区地理位置、国家医疗卫生政策、医疗水平、重症医学发展水平等均存在明显差异，目前国际上尚无统一的重症医学质控体系模式，各个国家地区根据本国本地区的卫生发展状况和重症医学发展水平建立了重症医学质控体系，下文的阐述以澳大利亚的重症医学质控体系为例。

质控宗旨：保障ICU重症患者的医疗安全和护理安全。

质控目标：①在重症医学质控协会所有成员的共同努力下，建立世界先进的质控体系；②努力提高重症患者医疗安全和质量；③开发利用恰当的工具来监督不良事件上报，以保障ICU患者安全性和质量；④帮助重症监护服务开发和推广比较措施，以评估其表现；⑤建立重症医学质控的监控体系，并进行评估；⑥建立并保持与政府、卫生部门、学术团体以及其他非政府组织机构的联络，为重症医学的安全和质量问题提供保障。

质控体系的组织架构：以澳大利亚和新西兰安全和质量委员会为例，该委员会隶属于澳大利亚和新西兰重症医学协会（ANZICS），每个行政区域选派一名ANZICS成员、一名儿科专家和一名重症医学专业的护理人员组成澳大利亚安全质量委员会，任期两年。委员会主席每两年选举一次，最多可连任三届。

质控体系的运行：上述安全和质量委员会将每年召开三次会议，至少召开一次现场会议，其余两次可以通过电话会议的形式进行，讨论现状和存在问题、商议解决方案，会议必须有相应的会议记录。书写会议报告提交澳大利亚和新西兰安全和质量委员会及澳大利亚和新西兰重症医学协会。

二、重症医学科质控指标的筛选

质控指标的筛选对于质量控制管理至关重要。质控指标用于定性或定量评价并比较医疗质量、规范医疗行为、提高医疗效率。其筛选需要符合重要性、科学性和可行性。目前尚无全球统一的质控指标。Donabedian 将医疗质量指标分成三大类，即结构指标、过程指标和结局指标。这三类质控指标基本能反映整个医疗质量控制体系重点关注的主要方面，即医疗配置结构是否合理、医疗过程是否规范和是否改善患者结局。

1. 结构指标

良好的医疗配置以及合理的制度建立是保证医疗质量的基石。重症医学科的医疗配置是提供重症医疗服务的基础，只有符合国家和 ICU 建设要求才能实现较高的医疗质量，提供优质的医疗服务。医疗配置包括硬件设备的配置，如 ICU 床位占医院总床位比、医护人员与 ICU 床位比、ICU 医护比等。另外，软件的配置，即 ICU 专职医护人员的配备也是重症医学科患者的重要保障。有研究针对医师性质与患者预后的相关性进行分析，结果发现相对于无 ICU 医师或非专科 ICU 医师而言，ICU 专职医师能够降低重症患者 ICU 病死率以及住院病死率，并减少 ICU 住院时间及整个住院时间。

持续改进医疗质量是质量控制的重要内容。如何发现问题并不断改进、从而优化临床医疗行为是关键。通过主动无惩罚报告不良事件，针对发生的不良事件进行原因分析，并针对性的进行培训、教育，可以减少不良事件的发生，不良事件上报并改进是质量控制的关键内容，具有重要意义。

2. 过程指标

医疗过程是医疗活动的核心，医疗过程的合理有效进行是医疗质量的保证。对医疗过程中各环节的质量控制是十分重要的。医疗过程也是多个核心医疗制度的具体体现。比如多科联合查房制度，对于疑难重症患者，以重症医学科医生为主导的多学科联合查房可以充分解析患者的病情，从各角度、各层面考虑患者可能存在的问题，从而优化集成合理的治疗方案，改善患者预后。针对 112 家医院 10 万余例患者进行分析，结果显示多学科联合查房可以明显降低重症患者的住院病死率。医疗过程中还有很多环节需要质量控制，比如深静脉血栓（DVT）的预防、应激性溃疡的预防、多药耐药（MDR）菌感染高危因素的筛查、感染性休克的早期复苏、早期肠内营养等。

3. 结局指标

患者的预后是检验整个医疗质量的最终目标。预后的持续改善以及不良事件发生率的持续降低反映了医疗质量的不断改进。病死率是反映患者预后的金标准。但由于入住 ICU 患者疾病的种类、严重程度不同等原因，致使粗病死率并不能完全反映 ICU 的医疗质量。根据患者病情严重程度评分算出预计病死率，从而通过预计病死率与实际病死率计算得出标化病死率（standardised mortality rate，SMR）。目前 SMR 是运用最广的 ICU 医疗质量指标，能够反映出 ICU 的医疗质量，通过针对 SMR 的报告及分析，可以使医疗质量不断改进。另外，重症患者 48 小时再入 ICU 率、中心静脉导管相关血流感染的发生率、呼吸机相关肺炎（VAP）发生率，以及气管插管非计划拔管率等也属于结局质量指标。

三、欧美质控指标筛选的现状

目前全球范围内采用的质量指标差异较大，几乎没有一个指标是所有国家通用的。有研究通过纳入英国等八个国家的 63 项 ICU 质量控制指标，结果显示 SMR 是使用最广泛的指标，但没有发现一个指标是所有国家通用的，提示不同国家对 ICU 质量的认识和指标的选择存在极大差异。

1. 欧洲重症医学质控指标的筛选

2011 年欧洲重症医学委员会安全与质量工作组的 18 位专家针对 111 项 ICU 质量指标通过改良的 Delphi 法进行筛选，其中 9 项质量指标通过率大于 90%，被推荐作为通用的质量指标，用以持续改进 ICU 医疗质量。9 项指标包括 3 项结构质量指标，2 项过程质量指标以及 4 项结局质量指标（表 1-1）。

表 1-1　欧洲重症医学委员会安全与质量工作组筛选的 ICU 质量指标（2011）

类型	指标描述
结构指标	符合国家要求的重症医学科建设
	重症医学专科医师比例
	不良事件报告率
过程指标	疑难病人多学科联合查房率
	ICU 转入/转出患者符合标准的比例
结局指标	标化病死率
	48 小时 ICU 再入率
	中心静脉导管相关的血流感染率
	气管插管非计划拔管发生率

2. 美国重症医学质控指标的筛选

2006 年美国重症医学会在原有质控体系和质控指标的基础上进行改进，完善质控体系，创建数据收集和数据上报系统，调整筛选质控指标，着重对过程指标进行了细化（表 1-2）。

表 1-2　美国重症医学委员会筛选的 ICU 质量指标（2006）

类型	指标描述
结构指标	完整的重症医学科专科团队建设
过程指标	DVT 的预防
	应激性溃疡的预防
	VAP 的预防
	床头抬高
	更换热湿交换器
	中心静脉导管血流感染的预防

类型	指标描述
过程指标	手卫生
	最大无菌屏障的铺设
	洗必泰
	避免股静脉置管
	避免常规更换静脉置管
	计划性撤机
	目标-个体化镇静
	每日唤醒
	每日 SBT 筛查
	严重感染
	早期液体复苏
	尽早使用广谱抗生素
	感染性休克使用糖皮质激素
	ARDS 小潮气量通气
	呼吸衰竭使用无创通气
	早期肠内营养
	ICU 滞留
结局指标	气管插管非计划拔管发生率
	VAP 发生率
	中心静脉导管相关的血流感染率
	MDR 菌感染率
	严重药物不良反应
	24~48 小时 ICU 再入率
	标准化病死率

四、我国重症医学质控指标体系

为规范全国重症医学学科建设，确保重症医学医疗质量持续改进，保障医疗安全，我国在湖南、广东、江苏等各地相继成立重症质控中心的基础上，于 2012 年经原卫生部（现国家卫生和计划生育委员会）批准成立了重症医学科医疗质量控制中心，参照国外经验的基础上，结合我国学科建设和发展的需求，在 2013 年初步形成具有我国特色的质控指标体系（表 1-3）。

表 1-3　我国重症医学科医疗质量控制指标及数据提取

指标名称	数据来源/计算公式
结构指标	
全日制 ICU 专科医师数	直接填报（每年报 1 次）/全日制 ICU 医师数
ICU 床位率	直接填报（每年报 1 次）/ICU 床位总数/医院床位总数
ICU 医生床位比	直接填报（每年报 1 次）/ICU 医生总数/ICU 床位总数
ICU 护士总数	直接填报（每年报 1 次）/全日制 ICU 护士数
ICU 护士床位比	直接填报（每年报 1 次）/ICU 护士总数/ICU 床位总数
ICU 患者收治比例	单位时间内 ICU 收治患者总数（病案首页系统） 单位时间内医院收治患者总数（病案首页系统） 单位时间内 ICU 收治患者总数/单位时间内医院收治患者总数
不良事件上报率	单位时间内 ICU 不良事件发生例数（电子病历系统） 单位时间内 ICU 收治患者床位日总数：单位时间内 ICU 所有患者（出院日期－入院日期）总和（病案首页系统） 单位时间内 ICU 不良事件发生例数/单位时间内 ICU 收治患者床位日总数
过程指标	
多学科联合查房率	单位时间内 ICU 患者多学科联合查房例数（电子病历系统） 单位时间内 ICU 收治患者总数（病案首页系统） 单位时间内 ICU 患者多学科联合查房例数/单位时间内 ICU 收治患者总数
感染性休克 6 小时 EGDT 达标率	单位时间内感染性休克 6 小时 EGDT 达标例数（电子病历系统改造） 单位时间内感染性休克患者总数：HIS 单位时间内感染性休克 6 小时 EGDT 达标例数/单位时间内感染性休克患者总数
DVT 预防率	单位时间内药物预防、非药物预防 DVT 措施的病例总数（电子病历系统） 单位时间内 ICU 收治患者总数（电子病历系统） 单位时间内采取药物预防、非药物预防 DVT 措施的病例总数/单位时间内 ICU 收治患者总数
应激性溃疡的预防率	单位时间内采取应激性溃疡预防措施的病例总数（电子病历系统） 单位时间内 ICU 收治患者总数（电子病历系统） 单位时间内应激性溃疡预防的病例总数/单位时间内 ICU 收治患者总数
结果指标	
重症患者实际病死率	单位时间内 ICU 收治患者死亡总数（包括自动出院人数）（电子病历系统） 单位时间内 ICU 收治患者总数（电子病历系统） 单位时间内 ICU 收治患者死亡总数/单位时间内 ICU 收治患者总数
重症患者预计病死率	单位时间内 ICU 收治患者预计病死率（可以首页填写，但最好医院进行电子病历系统改造） 单位时间内 ICU 收治患者总数（病案首页系统） 单位时间内 ICU 收治患者预计病死率/单位时间内 ICU 收治患者总数

续表

指标名称	数据来源/计算公式
重症患者标化病死率	ICU 患者实际病死率/ICU 患者预计病死率
非计划性拔管率	单位时间内非计划性拔管例数（电子病历系统） 单位时间内 ICU 患者建立人工气道总例数（医院医嘱系统） 单位时间内非计划拔管例数/单位时间内 ICU 患者建立人工气道总例数
非预期 48 小时气管插管再插管率	单位时间内非预期 48 小时气管插管再插例数（电子病历系统） 单位时间内 ICU 气管插管总例数（医院医嘱系统） 单位时间内非预期 48 小时气管插管再插数/单位时间内 ICU 气管插管总例数
非预期 48 小时重返 ICU 率	单位时间内非预期 48 小时重返 ICU 患者总数（电子病历系统） 单位时间内 ICU 收治患者总数（病案首页系统）
呼吸机相关肺炎（VAP）发生率	单位时间内 VAP 的发生例数（电子病历系统） 单位时间内 ICU 机械通气患者总天数：单位时间内 ICU 所有患者（撤机日期-上机日期）总和（医院医嘱系统） 单位时间 VAP 的发生例数/单位时间 ICU 机械通气患者总天数
血管内导管相关血流感染（CRBSI）发生率	单位时间内 CRBSI 发生例数（电子病历系统） 单位时间内血管内导管留置的总天数：单位时间内 ICU 所有患者（拔管日期-插管日期）总和（医院医嘱系统） 单位时间内 CRBSI 发生例数/单位时间内血管内导管留置的总天数
导尿管相关尿路感染（CAUTI）发生率	单位时间内 ICU 患者导尿管感染例数 单位时间内 ICU 留置导尿管总天数：单位时间内 ICU 所有患者（拔尿管日期-插尿管日期）总和（医院医嘱系统） 单位时间内 ICU 患者导尿管感染例数/单位时间内 ICU 留置导尿管总天数

五、重症医学质量控制的未来和发展

1. 网络化信息化建设

是重症医学质控体系发展的必经之路。现阶段的临床信息系统仅仅是不加区别的记录和显示患者的生理参数和检验结果，数据分析集成、智能预警和临床支持决策等功能仍不完善，不能满足重症医生的临床需求和质控要求。各级医院急需尽快完善临床信息系统的数据分析和智能化程序，进行病情评估、临床预警和治疗决策支持。

2. 建立质控数据收集系统

质控数据需要客观、真实、准确，靠质控员去临床一项项收集数据无法体现质控数据的客观、真实和准确的特性。质控数据最好能直接从医院的网络平台中收集，从而实现质控数据的客观、真实和准确性。因此需要各级医院尽快实现医嘱、病历、医院管理的网络化信息化，包括处理医嘱、确认特殊检验结果、确认特殊治疗等。

3. 建立质控数据上报系统

质控数据的实时传输上报是质量控制基本要求，现代医学中的计算机技术已不再是简单记录和运算，而是由各种监测治疗设备连接的计算机共同构成的计算机信息网络环境及相关

技术。重症医学上报系统应信息化，并将采集到的客观数据进行整合后上传。保证数据的真实有效性，并节约大量的人力。目前我国仍有相当多的医院没有临床信息系统，不能与卫计委等职能监管部门发生对接，大多停留在机械地进行各项生理参数的记录和报警，编辑打印医护文件的层面上，不能满足临床需要，急需改造。

4. 建立质控指标的反馈机制

反馈机制是实现质量管理的重要手段。全面质量管理活动的运转，离不开管理循环的转动，离不开反馈机制。改进与解决质量问题，都要运用循环的科学程序。PDCA 是英语单词 Plan（计划）、Do（执行）、Check（检查）和 Act（纠正）的第一个字母，PDCA 循环就是按照这样的顺序进行质量管理，并且循环不止地进行下去的科学程序。

5. 质量控制和改进首先需要有计划

这个计划不仅包括目标，而且也包括实现这个目标需要采取的措施；计划制定之后，就要按照计划进行检查，看是否达实现了预期效果，有没有达到预期的目标；通过检查找出问题和原因；最后就要进行处理，将经验和教训制订成标准、形成制度。通过这样的反馈机制，不断进行管理的循环，最终达到质量提高。

6. 建立重症医学科医院感染监测、防控和诊治评价系统

重症医学科通过对高危患者筛查、进行感染发生风险的评估、建立预警体系、分级诊断管理体系等，通过规范化的操作来预防、治疗和监控感染的发生、发展，不但保障了患者安全，提高医疗质量，降低医疗费用，并且为高新治疗技术的开展应用提供保证，从质量、安全成本和整体绩效方面体现了现代化医院的整体水平。

第三节　重症监护病房医疗质量的改进措施

在完善重症医学质控体系的基础上，不断寻求改进 ICU 医疗质量的方法，以持续促进 ICU 内涵建设。以循证医学指南为基础，执行核查制度、贯彻集束化治疗；促进 ICU 的多中心协作；使用现代医疗保健信息技术；努力开展床边快速诊断；积极完善 ICU 的结构和管理等五项措施，有可能彻底改变重症医学的发展方向，具有巨大潜力。

一、执行表单核查制度、贯彻集束化治疗

为了提高 ICU 的医疗护理质量，应制作核查表单（checklists），执行表单核查制度、贯彻集束化医疗和护理方案。近年来，随着信息技术的进步，把相关 checklists、临床路径和集束化治疗措施整合到临床电子系统，变成命令集，电脑会根据 checklists 内容来设定提醒功能，便于临床使用。

表单核查制度是减少人为差错的有效措施。核查表单（Checklists）不再依靠医护人员大脑的简单记忆，而是按优先次序列出所有的注意事项，提醒医生注意，确保物品、药品准备齐全，尽可能减少人为错误。

以循证医学指南为基础制定集束化治疗方案，有利于提高医疗质量。目前常用的方案有机械通气患者的脱机程序、全身性感染的集束化治疗方案，院内感染预防方案、VAP 的集

束化预防策略、困难脱机患者的治疗方案、个体化镇痛镇静方案等，将这些诊疗方案纳入日常的医疗护理工作中，并落实执行，将可能缩短 ICU 住院时间、降低住院费用、改善重症患者预后，并且明显节约医护劳动成本。

二、加强多中心协作、促进 ICU 医疗质量改进

多个重症医学中心协作，促进 ICU 质量改进。单个 ICU 的质量改进不能体现整体重症医学的质量，也不容易持之以恒。2003 年，密歇根州医院协会为保障 ICU 患者安全，开始进行全州多个重症医学中心协作，协作过程中通过分析协作中心中每个 ICU 提交的基线数据，实施相应的质量改进措施，并使用安全态度调查问卷（safety attitudes questionnaire，SAQ）以进行安全质量评估。

培养团队精神是 ICU 质量改进的重要因素。全体动员、所有医护人员均知晓质量改进方案是 ICU 质量改进的重要保障。研究显示，通过发放安全态度调查问卷，对质量干预措施和团队合作状态进行评估，可使得 ICU 工作人员之间的团队合作明显改善，团队合作意识加强后导管相关血流感染的发病率亦显著降低。医护人员的再教育、质控数据收集困难、主动上报工具和资金短缺是提高、培养团队精神的限制因素，还需要在临床工作中进一步探索。

公开质控数据促进质量改进。公布各重症医学中心相关质控数据能刺激医院质量改进，提高医疗保健问责制和透明度。很少有研究探讨公开报告医疗质控数据对医疗护理质量的影响。十年前，纽约几家医院主动公开报导了冠状动脉旁路移植术（CABG）后患者的病死率，结果显示，公开报道后 CABG 术后患者的病死率有显著下降。

三、现代医疗保健信息技术提高 ICU 医疗效率

现代医疗保健信息技术可以大大提高 ICU 医疗效率，节约成本，改善医疗质量。虽然现代医疗保健信息技术不能取代临床判断，但将发挥日益重要的作用。

计算机医嘱输入系统（computerized physician order entry，CPOE）及个体化的提醒和警示有利于减少用药差错，促进医疗质量改进，并能节约医疗保健费用，提高工作效率，但 CPOE 系统广泛推广仍需经历很长的时间。

计算机辅助决策支持（computer-aided decision support，CADS）系统能减少医疗差错。比如 CADS 系统获得患者个体化的数据信息，能主动提供临床医生有关药物种类和剂量的选择，可以减少药物不良事件的发生。同时，计算机辅助决策支持系统可以节约医护人力资源。CADS 系统支持下的自动化机械通气撤机根据患者呼吸状态的变化进行呼吸参数的调整，改善人机同步性，并逐渐过渡、延长脱机时间。

四、床边快速诊断 ICU 医疗质量的保障

床边快速诊断是重症患者病情诊断和判断的需要，是 ICU 医疗质量的保障。在信息时代每个人都依靠计算机、智能手机和其他手持设备来快速获得信息。临床医生也依靠计算机、智能手机和其他手持设备来协助患者的诊断和治疗。例如，ICU 重症患者病情变化发生

迅速，患者相关临床资料数据大量涌现，ICU医生通过电子病历和医学教育网站，完成医疗信息的即时访问、临床资料的及时查询，做出及时准确的判断和处理。同时ICU医生需要根据监测结果在床边做出快速诊断，床边快速诊断有保障重症患者安全的潜力。床边快速诊断包括床旁实验室检测和床旁便携式仪器检查。

床边实验室检测是床边快速诊断的重要组成。比如手持式血糖仪监测血糖、动脉血气体分析仪、电解质分析仪、乳酸分析仪、床旁X线检查、便携式床旁超声等。这些床边检测设备可以缩短标本运送时间，减少患者被抽取的血液样本量，提高整体周转时间，尽快获得检验结果指导重症患者的治疗；另外，可以减少外出检查转运过程中发生的不良事件。

五、ICU的组织架构影响医疗质量

重症患者的医疗安全与ICU的组织结构类型密切相关。ICU的组织结构类型分为封闭式管理的ICU和开放式管理的ICU，对重症患者医疗安全的影响始终备受争议。封闭式管理的ICU病房，即ICU有专职的医生和护士，患者的医疗工作均由ICU医生负责，能够及时发现病情变化，实施快速的临床决策，患者原发病所涉及的专科医生以会诊方式参加患者在ICU的医疗。这样的ICU管理模式具有完整的专业梯队，这个梯队由重症医学专业医师领导和管理。研究显示，封闭式管理的组织结构模式不仅有利于ICU的管理，还可以明显降低重症患者的ICU病死率、住院病死率、缩短ICU住院时间。而开放式管理的ICU或某些无专职ICU医生的专科监护病房则不能满足重症患者的医疗和管理需要，对患者的预后不利。

合理利用重症医学人力物力资源应受到关注。ICU医护人员的短缺是医疗质量不能保证的重要因素。重症专业医护人员短缺是目前急需解决的安全质量问题。建立区域化综合的重症医学诊疗中心或利用信息网络实行远程会诊是目前解决重症医护人员短缺的可行方法。目前各国各地区，重症医学发展的并不平衡、资源也不均衡，如何合理利用人力物力医疗资源备受关注。

建立区域化综合的重症医学诊疗中心是合理利用资源的有效措施。建立区域化综合的重症医学诊疗中心是将重症患者集中到医护人员能力、物资都相对充分且先进的医疗中心，集中救治，使得医疗的人力物力资源得以充分利用。如将创伤的重症患者从设备简单、缺乏ICU专业人员的医疗机构转运至具有器官支持手段、能够开展更大手术的重症医学中心，将明显改善此类患者的预后。

利用信息网络实行远程会诊。远程会诊便于由于病情危重不利于转运或地处偏远地区无法及时转运的重症患者得到最及时合理的救治。是实时的、可重复的医疗救助行为，可以从一个重症医学诊疗中心覆盖、辐射多个ICU病房，从一定程度上解决重症医疗资源分布不均的难题。

总之，预计在未来十年中，老龄化社会带来日益扩大的患者队伍和对重症医学需求的不断增加，使重症医学在临床医疗中影响越来越大，重症患者的医疗安全也备受关注。在不断建立和完善重症医学质控体系的基础上。以循证医学指南为基础，执行表单核查制度、贯彻集束化治疗；促进多中心协作；使用现代医疗保健信息技术；努力开展床边快速诊断和进一步完善ICU结构和管理等是改善ICU质量的五大重要措施。

第二篇 | 重症医学规范：理论迈向实践

第一章

重症医学科患者疾病严重程度和器官功能评估

重症医学科患者病情危重，病程中易出现多器官功能障碍。临床医师在疾病诊疗过程中需关注患者器官功能状态并进行合理评估，以客观评价患者疾病严重程度，并依据器官功能状态和病情变化相应调整医疗处理方案。本章就重症患者临床常用的疾病严重程度和器官功能评估方法进行系统阐述。

第一节 疾病严重程度评估

一、急性生理和慢性健康状况评分

（一）评分内容

急性生理和慢性健康评分（acute physiology and chronic health evaluation，APACHE Ⅱ）为三个部分评分的总和，分别为包括 12 个参数的急性生理评分（APS）、慢性健康评分（CPS）和患者年龄评分，评分范围为 0～71 分，可用于评估重症患者的疾病严重程度。在 ICU 应用较为广泛。

APS 包括 12 项参数的评分（评分日 24 小时内最差者），每项分值为 0～4 分，年龄分值 0～6 分，CPS 分为 0、2、5 分。总评分范围为 0～71 分，分值越高提示病情越重。具体评分方法见表 2-1、表 2-2。

表 2-1　急性生理评分

监测指标	异常升高值				0	异常降低值			
	4	3	2	1	0	1	2	3	4
直肠温度（℃）	≥41	39～40.9		38.5～38.9	36～38.4	34～35.9	32～33.9	30～31.9	≤20.9
MAP（mmHg）	≥160	130～159	110～129		70～109		50～69		≤49
HR（次/分）	≥180	140～179	110～139		70～109		55～69	40～54	≤39
RR（次/分）	≥50	35～49		25～34	12～24	10～11	6～9		≤5
PaO_2（mmHg）（$FiO_2 < 0.5$）					>70	61～70		55～60	<55

续表

监测指标	异常升高值				0	异常降低值			
	4	3	2	1		1	2	3	4
(A-a) DO$_2$ (mmHg) (FiO$_2$≥0.5)	≥500	350~499	200~349		<200				
动脉血 pH	≥7.7	7.6~7.69		7.5~7.59	7.33~7.49		7.25~7.32	7.15~7.24	<7.15
Na（mmol/L）	≥180	160~179	155~159	150~154	130~149		120~129	111~119	≤110
K（mmol/L）	≥7	6~6.9		5.5~5.9	3.5~5.4	3~3.4	2.5~2.9		<2.5
Cr（mg/dl）（急性肾衰竭时积分乘2）	≥3.5	2~3.4	1.5~1.9		0.6~1.4		<0.6		
Hct（%）	≥60		50~59.9	46~46.9	30~45.9		20~29.9		<20
WBC（×10^9/L）	≥40		20~39.9	15~19.9	3~14.9		1~2.9		<1
GCS				等于15减去实际GCS的分值					
静脉血 HCO$_3^-$（mmol/L，无动脉血气时）	≥52	41~51.9		32~40.9	22~31.9		18~21.9	15~17.9	<15

注：Na 为血清钠离子浓度，K 为血清钾离子浓度；Cr 为血清肌酐浓度；Hct 为红细胞压积；GCS 为格拉斯哥昏迷评分

表2-2 年龄及慢性健康状况评分

参数		分值				
年龄	岁	≤44	45~54	55~64	65~74	≥75
	分值	0	2	3	5	6
慢性健康状况评分	□择期手术			2		
	□非手术/急诊手术			5		
	（存在以下慢性器官功能衰竭才做此评分）					
	肝脏　活检证实的肝硬化和确切诊断的门静脉高压（PH）；曾因门静脉高压引起的消化道出血；或曾患肝功能衰竭/肝性脑病/肝性昏迷					
	肾脏　接受慢性透析治疗					
	心血管　纽约心脏协会心功能四级：病人因心脏疾病导致无法参与任何程度的体力活动并可因此而导致不适；心力衰竭的症状或心绞痛可在静息时发生；如果参与任何程度的体力活动，都会导致症状的加重					
	呼吸　慢性限制性、阻塞性或血管疾病导致严重活动受限（例如：不能爬楼梯，不能进行日常家务劳动等）；或有明确诊断的慢性低氧、高碳酸血症，红血球增多症，严重肺动脉高压（>40mmHg）或呼吸机依赖					

续表

参数		分值
慢性健康 状况评分	免疫 抑制	病人接受了降低宿主抵抗感染的能力的治疗，例如：免疫抑制、化疗、放疗，长期或最近使用的高剂量激素，或者病人患有明显抑制抗感染能力的疾病（如：白血病、淋巴瘤、艾滋病）

（二）依据 APACHE Ⅱ 评分计算预计病死率

APACHE Ⅱ 评分所反映的正常生理指标的偏离程度与多种内科和外科疾病病死率密切相关。根据 APACHE Ⅱ 评分，将患者按照 50 个诊断分类进行划分，采用适当的回归公式计算可以得到死亡概率，也就是可以通过 APACHE Ⅱ 评分来进行患者死亡危险的评估。

如 R 记为预计病死率，可以通过下列的公式进行计算（表 2-3）：

$\ln(R/1-R) = -3.517 + (APACHE Ⅱ \times 0.146) + 0.603$（仅限于急诊手术后入 ICU，如非急诊手术则为 0）+ 诊断分类系数。

表 2-3 APACHE Ⅱ—患者住 ICU 的主要疾病诊断分类分值

非手术患者	分值	手术后患者	分值
因下列因素导致的呼吸功能 衰竭或不全		多发伤	-1.684
哮喘/过敏症	-2.108	因慢性心血管疾病住 ICU	-1.376
COPD	-0.367	外周血管手术	-1.315
非心源性肺水肿	-0.251	心脏瓣膜手术	-1.261
呼吸暂停	-0.168	颅内肿瘤手术	-1.245
误吸/中毒/毒性反应	-0.142	肾脏肿瘤手术	-1.204
肺栓塞	-0.128	肾移植术	-1.042
感染		颅脑外伤手术	-0.955
肿瘤	0.891	胸腔肿瘤手术	-0.802
因下列因素导致的心血管 功能衰竭或不全		颅内出血/硬膜下腔出血/ 蛛网膜下腔出血	-0.788
高血压	-1.798	椎板切除手术及其他脊髓手术	-0.699
心律失常	-1.368	出血性休克	-0.682
充血性心衰	-0.424	胃肠道出血	-0.617
出血性休克/低血容量	0.493	胃肠道肿瘤手术	-0.248
冠状动脉疾病	-0.191	手术后呼吸功能不全	-0.140
全身感染	0.113	胃肠道穿孔/梗阻	0.060
心跳骤停	0.393		
心源性休克	-0.259	因全身感染或心跳骤停入住 ICU 的患者，	

续表

非手术患者	分值	手术后患者	分值
胸/腹主动脉瘤破裂	0.731	可选择非手术患者的相应分值	
创伤			
多发伤	-1.228		
头部创伤	0.517		
神经系统疾病			
癫痫病	-0.584		
颅内出血/硬膜下腔出血/蛛网膜下腔出血	0.732		
其他			
药物过量	-3.353		
糖尿病酮症酸中毒	-1.507		
消化道出血	0.334		
如果住 ICU 的主要疾病不在上列范围，则根据其涉及的下列主要器官系统进行选择		如术后入住 ICU 的主要疾病不在上列范围，则根据其涉及的下列主要器官系统进行选择	
代谢/肾脏	-0.885	神经系统	-1.150
呼吸系统	0.890	心血管系统	-0.797
神经系统	-0.759	呼吸系统	-0.610
心血管系统	0.470	胃肠道	-0.613
胃肠道	-0.501	代谢/肾脏	-0.196

二、治疗干预评分

治疗干预评分系统（Therapeutic Intervention Scoring System，TISS）是一种根据病人所需要采取的监测、治疗、护理和诊断性措施，及每项干预措施的重要性进行评分，用于评估 ICU 医疗护理工作量，一定程度上反映患者疾病严重程度。1974 年开始应用于临床，最初共计 76 项干预措施评估，1983 年进行了修订，为了便于临床使用，将用于评估的干预措施简化为 28 项（表 2-4）。

TISS 评分是建立在下列假设基础上：①无论患者诊断是什么，其接受的治疗越多，病情越重；②患者均可以得到 ICU 的治疗；③患者是由于生理紊乱而非诊断而接受治疗；④治疗强度一致。因此，TISS 评分可以用于评估 ICU 资源利用情况和医疗护理工作量，但其局限性在于疾病严重程度相似的条件下，不同的 ICU 治疗水平不同，导致治疗强度可能存在明显差异。

表 2-4　TISS-28 评分系统

项目	分值
1　基础项目	
①标准监测：每小时生命体征、体液平衡的常规记录和计算	5
②实验室检查：生化和微生物学检查	1
③单一药物：静脉、肌内、皮下注射、和（或）口服（例如经胃管给药）	2
④静脉使用多种药物：单次静脉或持续输注 1 种以上药物	3
（*③与④只能选择一项）	
⑤常规更换敷料：褥疮的护理和预防，每日更换一次敷料	1
⑥频繁更换敷料：每个护理班至少更换一次和（或）大面积伤口护理	13
⑦引流管的护理：除胃管以外的所有导管的护理	3
2　通气支持	
①机械通气：任何形式的机械通气，无论是否使用 PEEP 或肌松药	5
②其他通气支持：经气管插管自主呼吸，不应用 PEEP；除机械通气外，任何形式的氧疗	2
③人工气道的护理：气管插管或气管切开的护理	1
④改善肺功能的治疗方法：胸部理疗、刺激性肺量计、吸入疗法、气管内吸痰	1
*①与②只能选一项	
3　心血管支持	
①单一血管活性药物：使用任何血管活性药物	3
②多种血管活性药物：使用一种以上的血管活性药物，不论种类和剂量	4
③静脉补充丢失的大量液体：输液量 >3L/（$m^2 \cdot d$），不论液体种类	4
④放置外周动脉导管	5
⑤左心房压力监测：放置肺动脉漂浮导管，不论是否测量心排出量	8
⑥中心静脉置管	2
⑦在过去 24h 内进行过心跳骤停后心肺复苏（单次心前区叩击除外）	3
*①与②只能选择一项	
4　肾脏支持	
①血液滤过、血液透析	3
②定量测定尿量	2
③积极利尿（例如，呋塞米 >0.5mg/（kg·d）治疗液体超负荷	3
5　神经系统支持	
颅内压监测	4
6　代谢支持	
①复杂性代谢性酸中毒或碱中毒的治疗	3
②静脉营养支持	4
③胃肠内营养：经胃管或其他胃肠道途径（例如空肠造瘘）	2
7　特殊干预措施	
①ICU 内单一特殊干预措施：经鼻或经口气管插管、放置起搏器、心律转复、内镜检查、过去 24 小时内急诊手术、洗胃。对患者临床情况不产生直接影响的常规干预措施，如 X 线检查、超声检查、心电图检查、更换敷料、放置静脉或动脉导管等不包括在内	3
② ICU 内多种特殊干预措施：上述项目中 1 种以上的干预措施	5
③ ICU 外的特殊干预措施：手术或诊断性操作	5
*①与②只能选一项	

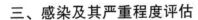

三、感染及其严重程度评估

（一）全身性炎症反应综合征

1991 年芝加哥召开的美国胸科医师学会和危重病医学会（ACCP/SCCM）联席会议，将感染或创伤引起的持续全身炎症反应失控的临床表现命名为全身性炎症反应综合征（systemic inflammatory response syndrome，SIRS），并制定了相应的诊断标准（符合下列两项或两项以上）（表 2-5）。

表 2-5 SIRS 诊断标准

项目	诊断标准
体温	>38℃ 或 <36℃
心率	>90 次/分
呼吸	呼吸频率 >20 次/分，或动脉血二氧化碳分压（$PaCO_2$）<32mmHg（1mmHg=0.133kPa）
白细胞计数	外周血白细胞 >12×10^9/L 或 <4×10^9/L 或幼稚杆状白细胞 >10%

（二）全身性感染、严重感染、感染性休克

1991 年 ACCP/SCCM 会议在制定 SIRS 诊断标准的同时，对全身性感染、严重感染和感染性休克制订了相应的诊断标准，即 Sepsis 1.0。诊断标准如下：

1. 全身性感染（sepsis）指由感染引起的 SIRS。

2. 严重感染（severe sepsis）指合并有器官功能障碍的全身性感染，也就是全身性感染伴有器官功能不全、组织灌注不良或低血压。

3. 感染性休克（septic shock）指严重感染导致顽固的低血压，给予充分的液体复苏仍然不能缓解，需要血药血管活性药物。

4. 感染性休克的诊断标准包括：①临床上有感染的临床表现；②存在 SIRS；③收缩压 <90mmHg 或较原基础值下降的幅度 >40mmHg 至少 1 小时，或血压依赖输液或血管活性药物维持；④有组织灌注不良的表现，如少尿（<30ml/h）>1 小时，或伴有急性意识障碍。

（三）感染及其严重度定义和诊断的更新

随着对 SIRS 和全身性感染认识和诊断标准应用的深入，其缺陷越来越明显。2001 年 SCCM/ESICM/ACCP/ATS/SIS 联席会议在 Sepsis 1.0 的基础上增加了 21 条诊断标准，共 25 条复杂的症状和体征，形成了新的诊断标准，即 Sepsis 2.0。该诊断标准由于过于复杂，未得到临床认可和应用，临床应用广泛的仍是 Sepsis 1.0 诊断标准。然而，Sepsis 1.0 诊断标准存在的局限性不断凸显。近年有研究显示，2003—2011 年，全身性感染的诊断率提高了 170%，而同期肺炎的诊断率却下降了 22%，这提示并非所有被诊断为全身性感染（感染+

SIRS≥2）的患者都是全身性感染；同时另一项临床流行病学调查显示，在重症感染患者中有12.1%的患者并无SIRS的表现，研究的深入揭示SIRS的诊断标准（SIRS≥2）并不能准确反映机体对感染诱发过度破坏性炎症反应的适应性改变，因此，不能对全身性感染做出科学的诊断，全身性感染的诊断亟须改变。

近期，以欧洲重症医学专家为主的学者成立"The Sepsis Definition Task Force"专家组，对全身性感染的诊断进行了基于循证医学证据的探讨。研究组一致认为，全身性感染是导致器官功能障碍的感染，在此基础上提出了全身性感染的全新定义和诊断标准，即机体对于感染产生失控的炎症反应、并出现威胁生命的器官功能障碍，相当于过去严重感染的定义。其中，器官功能障碍定义为SOFA评分≥2分（表2-6）；同时专家组对2001年曾提出的Sepsis2.0诊断标准中的25条标准进行数据分析，筛选出预测全身性感染患者预后不良的有效指标，包括呼吸频率（RR）≥22次/分、意识改变和收缩压（SBP）≤100mmHg，并将由此3项指标构成的评分定义为Quick SOFA（qSOFA），用于评价和反映器官功能障碍，当感染患者出现以上3项中的2项时，提示出现全身性感染。由此，专家组提出了全身性感染新的诊断标准，即全身性感染＝感染＋器官功能衰竭（Sepsis 3.0）（表2-7）。有研究显示，SOFA评分标准更适用于ICU患者，而qSOFA更适用于ICU以外的患者。

与全身性感染类似，过去的感染性休克诊断标准也过于模糊，缺乏组织灌注不良的具体标准，同时仍以SIRS作为诊断必备条件，这使得不同研究中感染性休克患者的死亡率差异非常大（25%~75%）。因此过去感染性休克诊断标准不能够准确反映感染性休克患者比全身性感染患者具有更高死亡风险。感染性休克同样需要新的诊断标准。

上述专家组成员利用大数据库进行分析和筛选，获得了能够增加感染性休克患者死亡风险的指标，包括血压、血乳酸水平和液体复苏量。但由于不同地区液体复苏量的标准不同，所以专家组重点强调血压和血乳酸水平，再次经过大数据分析后，发现低血压合并血乳酸>2mmol/L的患者死亡率达42%，与全身性感染死亡率（8%~12%）相比，最具有差异性。

因此，感染性休克新的诊断标准建议在全身性感染的基础上增加出现补液无法纠正的低血压以及血乳酸水平>2mmol/L。

尽管1991年提出的SIRS诊断标准存在缺陷，但机体对于感染所表现出的全身性炎症反应是客观存在的，只是目前尚缺乏有效的指标来判定这种"全身性炎症反应"。但我们相信，通过不断的研究，未来会制定出准确的SIRS诊断标准。虽然严重感染的定义被Sepsis 3.0所替代，但这并不代表严重感染从此消失，Sepsis 3.0中器官功能衰竭同样存在不同严重程度，其治疗和预后也不尽相同。在未来，根据器官功能衰竭程度不同，全身性感染可能被进一步进行不同程度的区分。

表2-6 全身性感染相关器官功能衰竭评分（SOFA）

器官系统	0	1	2	3	4
呼吸：					
PaO₂/FIO₂ (in mmHg)	>400	301~400	<301（没有呼吸支持*）	101~200（有呼吸支持*）	≤100（有呼吸支持*）
(in kPa)	>53.2	40.0~53.1	<40.0（没有呼吸支持*）	13.4~26.6（有呼吸支持*）	≤13.3（有呼吸支持*）
凝血： 血小板（×10⁹/L）	>150	101~150	51~100	21~50	≤20
肝脏：					
胆红素（mg/dl）	<1.2	1.2~1.9	2.0~5.9	6.0~11.9	>12.0
(μmol/L)	<20	20~32	33~101	102~204	>204
心血管： 低血压	MAP >70mmHg	MAP <70mmHg	多巴胺≤5.0μg/（kg·min）或任何剂量的多巴胺或任何剂量的米力农或任何剂量的左西孟旦	多巴胺 >5.0μg/（kg·min）或肾上腺素≤0.1μg/（kg·min）或去甲肾上腺素≤0.1或任何剂量垂体加压素或任何剂量的阿拉明或任何剂量苯肾上腺素	多巴胺 >15.0μg/（kg·min）或肾上腺素 >0.1μg/（kg·min）或去甲肾上腺素 >0.1μg/（kg·min）
格拉斯哥昏迷评分（GCS）	15	13~14	10~12	6~9	<6
肾脏 血肌酐（mg/dl）	<1.2	1.2~1.9	2.0~3.4	3.5~4.9	>5.0
(μmol/l)	<110	110~170	171~299	300~440	>440
或尿量				or <500ml/d	or <200ml/d

表2-7 器官功能衰竭诊断标准

SOFA	≥2分
qSOFA	意识改变
	收缩压≤100mmHg
	呼吸频率≥22次/分

四、多器官功能障碍综合征诊断标准

（一）Fry 多器官功能衰竭诊断标准

1980 年 Fry 提出第一个多器官功能衰竭（MODS）诊断标准（表 2-8），仅包含了呼吸、肝脏、肾脏和胃肠道系统。

表 2-8　多器官功能衰竭诊断标准（Fry，1980 年）

衰竭器官	诊断标准
呼吸功能衰竭	在创伤或手术后，为纠正低氧血症需要机械通气 5 天以上
肾衰竭	血肌酐 >2mg/dl 或原有肾脏疾病者，血肌酐浓度升高 1 倍以上
肝功能衰竭	血胆红素 >2mg/dl，并伴有转氨酶较正常值升高 1 倍
胃肠功能衰竭	上消化道出血，24 小时需输血 400ml 以上

尽管 Fry 的多器官功能衰竭诊断标准是目前被公认的、应用最普遍的诊断标准，仍然存在很多问题：①该标准未包括神经系统、循环系统、血液系统等常见的器官功能衰竭；②以终末期的功能衰竭为诊断标准，不利于早期诊断和治疗；③难以反映多器官功能衰竭动态连续变化的病理生理过程；④呼吸功能衰竭的诊断过于严格，容易漏诊。

（二）修正的 Fry-MODS 诊断标准

1997 年提出修正的 Fry-MODS 诊断标准（表 2-9）。该标准结合国际常用的诊断标准，几乎包括了所有可能累及的器官或系统。当然，该标准未能包括 MODS 的整个病理生理过程，但避免繁琐的程度评分，较为简捷，增加了临床实用性。

表 2-9　Fry-MODS 诊断标准

系统或器官	诊断标准
循环	收缩压低于 90mmHg，并持续 1 小时以上，或需要药物支持才能使循环稳定
呼吸	急性起病，动脉血氧分压/吸入氧浓度（PaO_2/FiO_2）≤200mmHg（无论有否应用 PEEP），X 线正位胸片见双侧肺浸润，肺动脉楔压≤18mmHg 或无左房压力升高的证据
肾脏	血肌酐 >177μmol/L 伴有少尿或多尿，或需要血液净化治疗
肝脏	血胆红素 >34.1μmol/L，并伴有转氨酶升高，大于正常值 2 倍以上，或已出现肝性脑病
胃肠道	上消化道出血，24 小时出血量超过 400ml，或胃肠蠕动消失不能耐受食物，或出现消化道坏死或穿孔
血液	血小板 <50×10^9/L 或降低 25%，或出现弥散性血管内凝血
代谢	不能为机体提供所需的能量，糖耐量降低，需要用胰岛素；或出现骨骼肌萎缩、无力等表现
中枢神经	格拉斯哥昏迷评分 <7 分

（三）Marshall 多器官功能障碍综合征计分法

1995 年 Marshall 和 Sibbald 提出的计分法 MODS 诊断评估系统（表 2-10），是定量、动

态评价 MODS 病理生理过程较理想的一种评估方法。

表 2-10　多器官功能障碍综合征评估系统

器官或系统	器官评分				
	0	1	2	3	4
肺（PaO_2/FiO_2）	>300	226~300	151~225	76~150	≤75
肾（血清肌酐，$\mu mol/L$）	≤100	101~200	201~350	351~500	>500
肝（血清胆红素，$\mu mol/L$）	≤20	21~60	61~120	121~240	>240
循环（PAR mmHg）	≤10	10.1~15	15.1~20	20.1~30	>30
血液（血小板，$\times 10^9/L$）	>120	81~120	51~80	21~50	≤20
中枢（格拉斯哥昏迷评分）	15	13~14	10~12	7~9	≤6

　　注：PAR（pressure-adjusted heart rate）：压力校正心率 = 心率×右房压（或中心静脉压）/平均动脉压；如应用镇静剂或肌松剂，除非存在神经功能障碍的证据，否则应视作正常计分。

第二节　呼吸系统功能评估

一、呼吸衰竭和低氧血症

（一）呼吸衰竭

　　是各种原因引起的肺通气和（或）换气功能严重障碍，以致在静息状态下亦不能维持足够的气体交换，导致缺氧（或不伴）二氧化碳潴留，从而引起一系列生理功能和代谢紊乱的临床综合征。

　　明确诊断有赖于动脉血气分析，表现为在海平面正常大气压、静息状态、呼吸空气条件下，动脉血氧分压（PaO_2）低于 60mmHg，或伴二氧化碳（$PaCO_2$）高于 50mmHg，并排除心内解剖分流和原发于心排血量降低等因素。

　　呼吸衰竭有几种分类方法：

　　1. 按动脉血气分析分两种类型

　　Ⅰ型呼衰：缺氧而无 CO_2 潴留（PaO_2 <60mmHg，$PaCO_2$ 降低或正常）。

　　Ⅱ型呼衰：缺氧伴 CO_2 潴留（PaO_2 <60mmHg，$PaCO_2$ >50mmHg）。

　　2. 按病程可分为急性和慢性呼吸衰竭

　　急性呼衰指呼吸功能原来正常，由于各种原因的突发或迅速发展，引起通气或换气功能严重损害，在短时间内引起呼吸衰竭。

　　慢性呼衰指一些慢性疾病，包括呼吸和神经肌肉系统疾病等，导致呼吸功能损害逐渐加重，经过较长时间才发展为呼吸衰竭。

　　3. 按原发病变部位不同分中枢性和外周性呼衰。

　　4. 根据主要发病机制不同分为通气障碍和换气障碍导致的呼衰。

（二）低氧血症

动脉血氧分压低于 80mmHg 则为低氧血症。依据动脉血氧分压值分为轻度、中度和重度低氧血症。

动脉血氧分压 60～80mmHg 为轻度低氧血症，40～60mmHg 为中度低氧血症，＜40mmHg 为重度低氧血症。

（三）缺氧

指组织供氧不足或氧利用障碍，引起机体代谢、功能以致形态结构发生异常变化的病理过程。

根据缺氧的原因和血氧变化，一般将缺氧分为 4 种类型：

1. 低张性缺氧，指由 PaO_2 降低引起的组织供氧不足。

2. 血液性缺氧，指血红蛋白量或质的改变，导致血红蛋白携氧降低或血红蛋白结合的氧不易释出所引起的组织缺氧。

3. 循环性缺氧，指组织血流量减少引起的组织供氧不足，又称低动力性缺氧。

4. 组织性缺氧，指由组织细胞利用氧障碍所致，又称氧利用障碍性缺氧。

二、急性呼吸窘迫综合征的诊断

（一）ARDS 诊断

欧美联席会议的急性呼吸窘迫综合征（ARDS）诊断标准广泛应用于临床，但研究显示其准确性不高，存在诸多需要改进之处。2011 年 10 月在德国柏林举行的第 23 届欧洲危重病医学年会上，ARDS 标准被推陈出新，形成柏林标准。该标准主要从起病时间、低氧血症程度、肺水肿来源、X 线胸片及其他生理学紊乱 5 个方面进行描述（见表 2-11）。该标准是对之前各个标准的总结，较为全面。

表 2-11　ARDS 柏林诊断标准

柏林标准	ARDS		
	轻度	中度	重度
起病时间	1 周之内急性起病的已知损伤或者新发的呼吸系统症状		
低氧血症	P/F：201～300，PEEP≥5	P/F：≤200，PEEP≥5	P/F：≤100，PEEP≥10
肺水肿来源	不能被心功能不全或液体过负荷解释的呼吸衰竭		
X 线胸片	双侧浸润影，不能用胸腔积液、结节、肿块等解释		

（二）ARDS 急性肺损伤评分

1988 年 Murray 等提出的急性肺损伤程度评分法，对 ARDS 的肺损伤程度做量化分析。Murray 急性肺损伤评分（表 2-12）包括 3 方面内容：①肺损伤程度的定量评分；②具有 ARDS 患病的危险因素；③合并肺外器官功能不全。根据氧合指数（PaO_2/FiO_2）、呼气末正压（PEEP）水平、X 线胸片中受累象限数及肺顺应性变化的评分评价肺损伤程度。

表 2-12　Murray 急性肺损伤评分

项目	评分	项目	评分
① X 线评分		③ PEEP 评分	
无肺泡浸润	0	PEEP ≤5cmH$_2$O	0
肺泡浸润限于 1 个象限	1	PEEP 6 ~ 8cmH$_2$O	1
肺泡浸润限于 2 个象限	2	PEEP 9 ~ 11cmH$_2$O	2
肺泡浸润限于 3 个象限	3	PEEP 12 ~ 14cmH$_2$O	3
肺泡浸润限于 4 个象限	4	PEEP ≥15cmH$_2$O	4
② 低氧血症评分		④ 肺顺应性（必要时）	
PaO$_2$/FiO$_2$ ≥300	0	≥80ml/cmH$_2$O	0
225 ~ 299	1	60 ~ 79ml/cmH$_2$O	1
175 ~ 224	2	40 ~ 59ml/cmH$_2$O	2
100 ~ 174	3	20 ~ 39ml/cmH$_2$O	3
< 100	4	≤19ml/cmH$_2$O	4

　　上述 4 项或 3 项（除肺顺应性）评分的总和除以项目数（分别为 4 或 3），得到肺损伤评分。

　　肺损伤评分：0 分　　　　　无肺损伤
　　　　　　　　0.1 ~ 2.5　　　轻度 ~ 中度肺损伤
　　　　　　　　>2.5　　　　　重度肺损伤

　　评分 >2.5 分为重度肺损伤；0.1 ~ 2.5 分者为轻、中度肺损伤。Murray 评分强调了肺损伤从轻到重的连续发展过程，是对肺损伤程度进行的量化评估。

三、临床肺部感染评分

　　临床肺部感染评分（clinical pulmonary infection score，CPIS）（表 2-13）是一项综合了临床、影像学和微生物学标准等来评估肺部感染严重程度、协助指导抗菌药物调整的评分系统，对肺炎患者诊断、治疗和评价具有一定的临床意义。

　　2005 美国胸科协会（ATS）和美国感染病协会（IDSA）指南中均建议应用 CPIS 作为提高临床诊断肺部感染的特异性的工具，另外，CPIS 还可协助呼吸机相关肺炎（VAP）的诊断和指导抗生素的调整，以在保证疗效的前提下尽量缩短抗菌药物的疗程。

表 2-13　临床肺部感染评分（clinical pulmonary infection score，CPIS）

参数	数值	分值
体温（℃）	≥36.5 且 ≤38.4	0
	≥38.5 且 ≤38.9	1
	≥39.0 或 ≤36.0	2
血白细胞（×10^9/L）	≥4 且 ≤11	0
	<4 或 >11	1

续表

参数	数值	分值
气道分泌物	少量	0
	中等	1
	大量	2
	脓性	1
氧合：PaO$_2$/FiO$_2$（mmHg）	>240 或存在 ARDS	0
	≤240 且无 ARDS	2
胸片	无浸润影	0
	弥漫性（或斑片状）浸润	1
	局限性浸润	2

注：总分为 10 分，机械通气情况下 CPIS≥5 分提示存在 VAP。

第三节　循环系统功能评估

一、心功能分级

1. 美国纽约心脏病学会（NYHA）1928 年制定的心功能分级

Ⅰ级：患有心脏病但活动量不受限制，平时一般活动不引起疲乏、心悸、呼吸困难或心绞痛。

Ⅱ级：心脏病患者的体力活动受到轻度的限制，休息时无自觉症状，但平时一般活动下可出现疲乏、心悸、呼吸困难或心绞痛。

Ⅲ级：心脏病患者体力活动明显限制，小于平时一般活动即引起上述的症状。

Ⅳ级：心脏病患者不能从事任何体力活动。休息状态下也出现心衰的症状，体力活动后加重。

1994 年，美国心脏学会（AHA）对 NYHA1928 年心功能分级进行以下补充：

根据 ECG、运动负荷试验、X 线、心脏超声、放射学显像等客观检查结果进行第二类分级：

A 级：无心血管病的客观证据。

B 级：有轻度心血管病的客观证据。

C 级：有中度心血管病的客观证据。

D 级：有重度心血管病的客观证据。

2. 2002 年美国心脏病学会（ACC）及美国心脏学会（AHA）心衰分级新指南

A 级：病人为心衰高危患者，但未发展到心脏结构改变也无症状。

B 级：指已发展到心脏结构改变，但尚未引起症状。

C 级：指过去或现在有心衰症状并伴有心脏结构损害。

D 级：终末期心衰，需要特殊的治疗措施。

3. 心脏功能 Killip 分级

只适用于急性心肌梗死的心力衰竭（泵衰竭）

Ⅰ级：无心力衰竭征象，但 PAWP（肺动脉楔嵌压）可升高，病死率 0%～5%。

Ⅱ级：轻至中度心力衰竭，肺啰音出现范围小于两肺野的 50%，可出现第三心音、奔马律、持续性窦性心动过速或其他心律失常，静脉压升高，有肺淤血的 X 线表现，病死率 10% ~ 20%。

Ⅲ级：重度心力衰竭，肺啰音出现范围大于两肺的 50%，可出现急性肺水肿，病死率 35% ~ 40%。

Ⅳ级：出现心源性休克，血压小于 90mmHg，尿少于每小时 20ml，皮肤湿冷，呼吸加速，脉率大于 100 次/分，病死率 85% ~ 95%。

Ⅴ级：出现心源性休克及急性肺水肿，病死率极高。

二、心脏收缩和舒张功能评估

心力衰竭时各种心脏结构和功能性疾病导致心室充盈和（或）射血能力受损而引起的一组临床综合征，在重症医学科中发病率较高。由于心脏的收缩功能或舒张功能障碍均能够导致心力衰竭，因此，积极的评估患者心脏的收缩和舒张功能，为指导患者心功能的调整和液体治疗等均具有重要的意义。

经胸心脏超声可以观察心脏结构和运动的变化，是评估心功能的重要手段。

（一）左室收缩功能评估

1. 左室短轴缩短率和射血分数

左室短轴缩短率（FS）=（左室舒张末期内径 − 左室收缩末期内径）/左室舒张末期内径。FS 正常范围为 25% ~ 45%。FS 通常取左室短轴腱索水平测量左室收缩舒张期内径，因此，当存在左室节段性运动异常时，不能准确反应反应左室收缩功能。

射血分数（EF）：是最常用的评估心室收缩功能的指标。EF =（LVEDV − LVESV）/LVEDV × 100%。EF 50% ~ 75% 为左室射血功能轻度降低，EF 35% ~ 49% 为左室射血功能中度降低，EF 34% 以下为左室射血功能明显降低。

EF 可以通过 M 超或二维超获得。M 超测量左室收缩舒张期内径，通过 Teichholz 公式计算得出容积值。该方法简便可行，但左心室几何形状无明显改变是准确测量的前提，同时，如果存在左室节段性运动异常或室壁瘤等情况，也不能准确反应左室收缩功能。二维超通过心尖双平面（心尖四腔和心尖二腔平面）获得左心室的切面面积，依据 Simpson 方程或面积长度法计算。不受几何形状改变或节段性运动异常的影响，但检测时需要操作者的熟练操作、获得标准切面，切需要心内膜清晰定位；另外，当患者存在明显的瓣膜返流等疾病时，EF 值不能真正反映组织灌注。

2. 每搏输出量

多普勒超声心动图可通过测定左室每搏输出量评价左室整体收缩功能。二维超声心动图测量左室流出道面积（CSA），多普勒超声测定通过该区域的血流流速积分（VTI），两者相乘即为每搏输出量。值得强调的是，该方法测定的准确性需要多普勒超声声束方向尽可能与通过左室流出道的血流方向一致、或两者夹角小于 20°。

3. 等容收缩期内左心室压力增加速率（dP/dt）

等容收缩压力增加速率（dP/dt）对心肌收缩能力的变化较为敏感，受前后负荷变化影响较小，可以较为准确反应和评估左室心肌收缩能力。

dP/dt 测定的前提是存在二尖瓣返流。等容收缩期内左心房压无明显改变，因此，连续多普勒超声（CW）测定等容收缩期内二尖瓣返流速度的变化，即能够估测左心室压力变化速率。通常在二尖瓣返流频谱上测定速度从 1m/s 增加到 3m/s 两点间的时间间隔。根据简化的伯努利方程压力 $= 4 \times$ 速度^2，两点间的压力变化为 32mmHg，因此等容收缩压力增加速率可以表示为：dP/dt = 32/dt。dP/dt 正常值大于 1200mmHg/s，临界值为 1000 ~ 1200mmHg/s，小于 1000mmHg/s 提示左心室收缩功能减退。

（二）左室舒张功能评估

左心室的充盈包括左心室舒张及左心房收缩，其中左心室舒张引起的充盈量占回心血量的 70%。采用脉冲多普勒超声可获得二尖瓣血流频谱，通常由舒张早期快速充盈的血流 E 峰和舒张晚期左心房收缩的血流 A 峰组成。左心室舒张功能正常时，通常 E 峰大于 A 峰，E/A 比值大于 1，当 E/A 比值小于 1 时，反映左室舒张功能减退。

（三）右心室收缩功能评估

常用于评价右室收缩功能的超声指标为三尖瓣环收缩期位移（tricuspid annular systolic excursion，TAPSE）。测量时 M 型超声心动图获得心尖四腔心切面，取样点置于三尖瓣侧瓣环，M 型超声取样线尽量平行于右心室游离壁，获得三尖瓣环运动曲线，于三尖瓣环运动曲线测量三尖瓣环从舒张末至收缩末的位移，即 TAPSE。TAPSE 正常值为大于或等于 15mm，小于 15mm 提示右室功能减低。

（四）右室舒张功能评估

与左心室类似，右心室的充盈也包括两部分，右心室舒张及右心房收缩。脉冲多普勒超声获得三尖瓣血流频谱，当 E/A 比 <0.8 时，提示右心室舒张功能障碍。

三、容量反应性评估

液体复苏是休克治疗的重要组成，其主要目的是通过增加补液、提高心脏前负荷来增加心输出量，从而改善组织灌注。然而，研究显示对于需要输液的重症患者而言，仅有约一半的患者能够从补液中获益，而其余的患者由于没有容量反应性不仅不会获益，反而会增加组织水肿，加重器官损伤。因此，针对需要液体治疗患者，筛选出能够从液体治疗中获益的患者尤为重要。

容量反应性是评价患者能否从液体复苏中获益的关键手段。指通过增加一定补液量、提高心脏前负荷，以判断心输出量是否增加。通常认为通过输注 500ml 晶体后心输出量增加 10% 定义为有容量反应性。液体复苏前常需要对患者进行容量反应性的评估。

临床上容量反应性有以下评估方法（表 2-14），包括静态指标和动态指标，各种方法各有其优点及局限性。

表 2-14 容量反应性评估方法

指标	原理	计算公式	阈值	局限性
静态指标				
中心静脉压（CVP）	压力反映容量		4 ~ 12cmH$_2$O	不能准确反映容量

续表

指标	原理	计算公式	阈值	局限性
肺动脉嵌顿压（PAWP）	压力反映容量		$4 \sim 15cmH_2O$	不能准确反映容量
动态指标				
容量负荷试验	输液后观察压力的变化，如果压力变化小，提示可能处于心功能曲线上升段		CVP $2 \sim 5cmH_2O$ 原则 PAWP $3 \sim 7mmHg$ 原则	
每搏量变异（SVV）	呼吸对胸腔压力的影响，产生每搏量随呼吸的变化	SVV =（SVmax － SVmin）/SVmean	10%	要求无自主呼吸，且潮气量需要大于$8ml/kg$
脉压变异度（PPV）	呼吸对胸腔压力的影响，产生脉压随呼吸的变化	PPV =（PPmax － PPmin）/PPmean	13%	要求无自主呼吸，且潮气量需要大于$8ml/kg$
下腔静脉变异度	呼吸对胸腔压力的影响，从而产生下腔静脉直径随呼吸的变化	dIVC% = 2（dIVCmax － dIVCmin）/（dIVCmax + dIVCmin）	自主呼吸：50% 无自主呼吸：18%	存在肺动脉高压，右心功能不全，腹高压等情况时不准确
主动脉流速变异度	呼吸对胸腔压力的影响从而产生对主动脉流速的变化	ΔVpeak = 2（Vpeak max － V peak min）/（Vpeak max + V peak min）	12%	
被动抬腿试验	抬高下肢后血流回流增加，引起心输出量的变化		心输出量（CO）增加10%	腹高压时不准确
液体负荷试验	快速（10分钟）输注晶体500ml后引起心输出量的变化		心输出量（CO）增加10%	金标准

第四节　胃肠道功能评估

　　肠衰竭最早由 Irving 在 1956 年提出，定义为"肠道功能下降，不能满足对食物的消化和吸收"。Flenring 和 Remington 在 1981 年提出：肠衰竭是指"肠道功能下降至难以维持消化和吸收营养的最低需要量"。黎介寿院士 2004 年提出胃肠道功能障碍的定义为：肠实质与（或）功能的损害，导致消化、吸收与（或）黏膜屏障功能产生障碍。由于胃肠道功能复杂，较长时间以来，缺乏广泛接受的胃肠道功能衰竭诊断和胃肠道功能的评价标准，胃肠道功能衰竭评分和基于 SOFA 评分的洛桑肠衰竭评估是临床应用较多的评价方法（表 2-15、表 2-16）。随着重症医学的发展和对重症患者胃肠功能损伤认识的加深，2012 年欧洲危重病学会（ESICM）工作组提出了急性胃肠损伤（acute gastrointestinal injury，AGI）的概念，即由于重症患者急性疾病本身导致的胃肠道功能障碍；并制定了 AGI 分级，该分级已逐步被临床广泛接受和应用（表 2-17）。

表 2-15　胃肠道功能衰竭评分

评分	临床症状
0	肠道功能正常
1	所需能量通过肠内给予 <50% 或腹部手术后禁食 3 天
2	不能耐受食物（因胃潴留多、呕吐、肠胀气或严重腹泻不能行肠内营养）或腹高压
3	不能耐受食物和腹高压同时存在
4	腹腔间隔室综合征

表 2-16　基于 SOFA 评分的洛桑肠衰竭评估（LIFE）

	0	1	2	3	4
腹内压（mmHg）	<12	12～15	15～20	20～25	>25
pH <7.25 时乳酸值（mmol/l）	<2	2.0～3.0	3.0～4.0	4.0～5.0	>5.0
每 6 小时胃潴留	<100	200～300	>300	>400 或反复呕吐	
EN 喂养进度	正常		3 天时肠内营养 <总需 60%		4 天时肠内营养 <总需 60%
便秘	1 次/1～3 天	4 天无大便	5 天无大便，腹胀	腹腔胀气	Ogilvie 综合征（麻痹性肠梗阻）
腹泻（次/天）			4～6 次	6～10 次	>10 次
肠鸣音	正常	无		鼓音	

表 2-17　急性胃肠损伤（AGI）严重程度分级

AGI 分级	定义	临床表现
Ⅰ级	存在胃肠道功能障碍和衰竭的风险	腹部术后早期恶心呕吐 休克早期肠鸣音消失 肠动力减弱
Ⅱ级	胃肠功能障碍	胃轻瘫伴大量胃潴留或反流 下消化道麻痹、腹泻 腹腔内高压[a] Ⅰ级（IAP = 12-15mmHg） 胃内容物或粪便中可见出血 存在喂养不耐受综合征[b]（肠内营养 72 小时未达到 84KJ（20kcal）/（kg·d）目标）
Ⅲ级	胃肠功能衰竭	大量胃内容物潴留 持续胃肠道麻痹 出现或加重的肠道扩张 腹腔内高压进展至 Ⅱ级（IAP 15～20mmHg） 腹腔灌注压下降（APP <60mmHg）

续表

AGI 分级	定义	临床表现
Ⅳ级	胃肠功能衰竭伴有远隔器官功能障碍	肠道缺血坏死 导致失血性休克的胃肠道出血 Ogilvies 综合征 需要积极减压的腹腔间隔室综合征[c]（ACS）

注：[a] 腹腔内高压（IAH）：指 6 小时内至少两次测量 IAP≥12mmHg。

[b] 喂养不耐受综合征（feeding intolerance syndrome，FI）：指任何临床原因（呕吐、胃潴留、腹泻、胃肠道出血、肠瘘等）引起的肠内营养无法实施。

[c] 腹腔间隔室综合征（Abdominal compartment syndrome，ACS）：指 IAP 持续增高，4～6 小时内 3 次 IAP 测量均超过 20mmHg，和（或）6 小时内两次测量腹腔灌注压小于 50mmHg，并出现新的器官功能障碍。

当患者肠道功能衰竭时，常出现腹腔内压力的增高，导致腹腔内脏器灌注压下降。正常腹内压为 0～5mmHg，腹腔灌注压即腹腔内脏器的灌注压，等于平均动脉压与腹内压的差值。腹腔内高压（intra-abdominal hypertension，IAH）是指 4～6 小时内 3 次测量腹内压，其最小值大于 12mmHg 和（或）6 小时内两次测量腹腔灌注压小于 60mmHg。腹内高压根据腹腔内压力可分为四级：Ⅰ级 12～15mmHg；Ⅱ级 16～20mmHg；Ⅲ级 21～25mmHg；Ⅳ级 ＞25mmHg。

第五节 肝功能评估

1954 年 Child 首先提出肝功能分级的概念，将血清胆红素、腹水、血清白蛋白浓度、凝血酶原时间及一般状况等 5 个指标的不同程度，分为三个层次（1、2、3）进行计分，5 个指标的最低分为 5 分，最高分为 15 分，根据计分的多少分为 A、B、C 三级。在此基础上，Child-Turcotte 于 1964 年提出 Child-Turcotte 分级，即通常所称的 Child 分级。它以血清胆红素、血浆白蛋白、腹水、肝性脑病和营养为指标，评估肝功能状况，具有经典、简单、实用的优点，是目前国内外肝功能分级最常用的方法（表 2-18）。

表 2-18 Child-Turcotte 分级

项目	A	B	C
血清胆红素（μmol/L）	＜34.2	34.2～51.3	＞51.3
血浆白蛋白（g/L）	＞35	30～35	＜30
腹水	无	易控制	难控制
肝性脑病	无	轻度	重度
营养状况	好	良好	差

但是该方法存在以下问题：①营养状况及腹水为非量化指标，评价较为困难，受主观因素影响较大；②将相关指标分别列出，独立对待，以一项指标确定整个肝功能分级不够全面。白蛋白、腹水及营养状况是并存和相关的，不宜简单重复；③未能针对不同病因予以考虑，胆汁性肝硬变、肝炎后肝硬变及酒精性肝硬变在上述指标上有不同反映，采用相同的标准不全面；④缺乏凝血酶原时间这一影响手术预后的重要指标；⑤血浆白蛋白、血清胆红素

不敏感，白蛋白半衰期为 2~3 周，不能及时反映肝功能变化，同时，血浆制品的广泛应用易造成临床上的假象，影响了肝功能的准确评价。

1973 年，Pugh 在 Child-Turcotte 分级的基础上，以凝血酶原时间延长代替营养状况，并以综合评分的方式评价肝功能；同时将肝性脑病的程度也予以分期；对病因予以重视，单列出血清胆红素，部分克服了 Child-Turcotte 分级的缺点。Child-Pugh 分级的最大优点在于采用评分法估计肝功能的状况，使原来独立的指标得以全面考虑，从而不至于受一个指标过大的影响。其缺点是不够简便，Child-Pugh 分级见表 2-19 及表 2-20。

表 2-19　Child-Pugh 肝脏疾病严重程度分级

指标	异常程度记分		
	1	2	3
肝性脑病	无	1~2	3~4
腹水	无	轻	中度及以上
血清胆红素（μmol/L）	<34.2	34.2~51.3	>51.3
血清白蛋白（g/L）	≥35	28~34	<28
凝血酶原时间（秒）	≤14	15~17	≥18

注：A 级为 5~6 分；B 级为 7~9 分；C 级为 10~15 分。

表 2-20　肝性脑病分级

分级	主要症状
Ⅰ级	精神活动迟钝、性格行为改变，意识恍惚
Ⅱ级	定向力障碍，行为失常（精神错乱、欣快）或嗜睡，可能有扑翼样震颤
Ⅲ级	明显意识不清，语无伦次，嗜睡但是外界声音能唤醒
Ⅳ级	昏迷，对疼痛刺激无反应，去皮质状态或大脑僵直

第六节　肾功能评估

一、急性肾损伤评估

重症患者易出现急性肾功能损伤（AKI），急性肾衰竭是肾功能损伤的终末阶段。早期评价和诊断肾功能损伤是早期治疗防止疾病进展至急性肾衰竭的关键。由危重病和肾脏病专家组成的急性透析质量控制倡议组织（acute dialysis quality initiative group，ADQI）在 2004 年国际共识会议中，提出了急性肾衰竭的共识性分层诊断标准，试图涵盖从存在急性肾损伤危险性开始，到 AKI 的最严重阶段-肾衰竭的全过程评价，因此，这一标准包括了急性肾损伤危险（risk）、急性肾损伤（injury）、急性肾衰竭（failure）三个阶段，同时也包括了肾功能丧失（loss）和终末期肾功能丧失（end-stage kidney disease）两个终末肾损害阶段，将这5个层次的英文第一个字母连在一起，即RIFLE，因此，该急性肾损伤的分层诊断标准也称为RIFLE分层标准（表2-21）。

表2-21　急性肾功能损伤的RIFLE分层诊断标准

分级	肾小球滤过率标准	尿量标准
急性肾损伤危险（risk）	血清肌酐升高1.5倍	<0.5ml/（kg·h）持续6小时
急性肾损伤（injury）	血清肌酐升高2倍	<0.5ml/（kg·h）持续12小时
急性肾衰竭（failure）	血清肌酐升高3倍，或血清肌酐≥354μmol/L伴血清肌酐急性上升>44.2μmol/L	<0.3ml/（kg·h）持续24小时，或12小时无尿
肾功能丧失（loss）	肾功能完全丧失超过4周	
终末性肾功能丧失	肾功能完全丧失超过3个月	

RIFLE分层诊断标准使临床早期诊断肾损伤成为可能，同时也包含了急性肾损害最严重的阶段、急性肾衰竭的诊断，并对终末期的肾功能丧失进行了定义。至今，全球已有超过55万人使用了该标准。

但随着RIFLE标准的广泛使用，其缺陷也逐渐暴露出来：RIFLE标准忽视了肌酐和尿量的轻微改变，而轻微肌酐值变化对预后也会产生明显的影响。基于这些原因，2005年9月急性肾损伤网络（acute kidney lnjury network，AKIN）专家组召开会议，对RIFLE标准进行了讨论和修正，并于2007年发布了新的标准、即AKIN标准。该标准将AKI定义为不超过3个月的肾脏功能或结构的异常，包括血、尿、组织检测或影像学方面的肾损伤标志物的异常。其诊断要点为：肾功能突然减退，患者在48小时内血清肌酐升高绝对值≥26.4μmol/L（0.3mg/dL）；或血清肌酐值较基线升高≥50%；或尿量<0.5ml/（kg·h）时间超过6小时。具体分级标准见表2-22。

表2-22　急性肾功能损伤的AKIN分层诊断标准

分级	肾小球滤过率标准	尿量标准
1期（Stage1）	血清肌酐升高增加≥0.3mg/dl（≥26.4μmol/L）或增至基线的150%~200%	<0.5ml/（kg·h）持续6小时
2期（Stage2）	血清肌酐升高增加至基线的200%~300%	<0.5ml/（kg·h）持续12小时
3期（Stage3）	血清肌酐升高增加>基线的300%〔或Scr≥4.0mg/dl（≥354μmol/L）伴急性上升至少0.5mg/dl（44μmol/L）〕	<0.3ml/（kg·h）持续24小时，或12小时无尿，同时接受RRT

为进一步改善AKI的临床诊断和治疗决策，全球肾脏病预后组织（kidney disease：improving global outcome，KDIGO）于2012年制定了AKI诊疗指南。指南将AKI定义为以下任何一项：48小时内SCr增加≥0.3mg/dl（≥26.4μmol/L）；或已知或推测过去7天内SCr增加至≥基础值的1.5倍；或尿量<0.5ml/kg/h持续6小时。并按照以下标准对AKI的严重程度进行了分级（表2-23）。

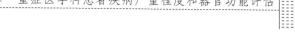

表2-23 AKI 的 KDIGO 分级

分级	血清肌酐	尿量
1	基础值的 1.5～1.9 倍，或 48 小时增加≥0.3mg/dl（≥26.5μmol/L）	<0.5ml/(kg·h) 持续 6～12 小时
2	基础值的 2.0～2.9 倍	<0.5ml/(kg·h) 持续≥12 小时
3	基础值的 3.0 倍，或肌酐升高至≥4.0mg/dl（≥353.6μmol/L），或开始进行肾脏替代治疗，或年龄<18 岁时，eGFR 下降至<35ml/(1.73m² · min)	<0.3ml/(kg·h) 持续≥24 小时，或无尿≥12 小时

将 AKI 进行严重程度分级，可以更加客观及时进行 AKI 的治疗并制定科学的治疗决策，KDIGO 同时提出了 AKI 的分级防治建议（表2-24）。

表2-24 根据 AKI 严重程度分级进行治疗

高危	1	2	3
尽可能停止所有的肾毒性药物			
保证容量状态及组织灌注压			
选择功能性的学流动力学监测			
监测血清肌酐和尿量			
避免高血糖			
选择其他放射造影措施			
	非侵入性的诊断措施		
	考虑使用侵入性的诊断措施		
		调整药物剂量	
		考虑行肾脏替代治疗	
		考虑入住 ICU	
			尽可能避免锁骨下静脉置管

二、慢性肾功能损害 CKD 分期（表2-25）

内生肌酐清除率计算公式：（正常值：80～120ml/min）

$$血内生肌酐清除率 = \frac{(140 - 年龄) \times 体重（kg）\times 88.4}{72 \times 血肌酐（女性 \times 0.85，男性 \times 1.0）}$$

$$尿内生肌酐清除率 = （尿肌酐/血肌酐）\times 尿量/分$$

表2-25 CKD 分期

分期	GFR 下降程度 [ml/(1.73m² · min)]	肾功能损害程度
1 期	≥90	正常或 GFR 轻微下降
2 期	60～89	肾功能下降期
3 期	30～90	氮质血症期
4 期	15～29	肾衰竭期
5 期	<15	尿毒症期

第七节　神经系统功能评估

一、高级神经活动

意识状态：评价患者意识是否清醒及意识障碍程度，通过意识障碍评估（表2-26）和Glasgow昏迷评分（GCS）（表2-27）进行初步评价。

表2-26　意识障碍评估

分级	对疼痛反应	唤醒反应	无意识自发动作	光反射	生命体征
嗜睡	明显	呼唤	+	+	稳定
昏睡	迟钝	大声唤醒	+	+	稳定
昏迷					
浅昏迷	+	—	可有	+	无变化
中昏迷	重刺激可有	—	很少	迟钝	轻度变化
深昏迷	—	—	—	—	显著变化

表2-27　Glasgow昏迷评分（GCS）

睁眼反应	分值	语言	分值	肢体运动	分值
正常	4	正常	5	遵嘱动作	6
呼唤睁眼	3	答非所问	4	疼痛刺激定位	5
刺痛睁眼	2	可说出单字	3	疼痛刺激躲避	4
无	1	可发声	2	疼痛刺激屈曲	3
		无反应	1	疼痛刺激过伸	2
				无反应	1

二、十二对脑神经功能

Ⅰ对（嗅神经）：味觉。

Ⅱ对（视神经）：视力、视野、眼底。

Ⅲ对（动眼神经）：支配提上睑肌、上直肌、下直肌、内直肌、下斜肌、瞳孔括约肌和睫状肌。

Ⅳ对（滑车神经）：支配眼上斜肌。

Ⅴ对（三叉神经）：面部感觉、咀嚼肌功能、角膜反射及下颌反射。

Ⅵ对（外展神经）：支配眼外直肌。

Ⅶ对（面神经）：面肌运动、舌前2/3味觉。

Ⅷ对（听神经）：听力，是否有耳鸣、耳聋、听觉过敏、眼球震颤及平衡觉。

Ⅸ对（舌咽神经）：舌后1/3味觉、是否存在声嘶、咽反射，悬雍垂是否居中等。

Ⅹ对（迷走神经）：与Ⅸ对脑神经在功能上相关联。

Ⅺ对（副神经）：转颈、耸肩等情况。

Ⅻ对（舌下神经）：有无舌肌肉震颤、伸舌偏斜等。

三、感觉系统

（一）感觉系统组成

1. 浅感觉包括痛、温、触觉。

2. 深感觉包括运动觉、位置觉、振动觉。

3. 复合感觉包括定位觉、两点辨别觉、图形觉。

（二）感觉检查必查项目

检查身体两侧各自的28个皮节的关键点。每个关键点检查2种感觉，即针刺觉和轻触觉，并按3个等级分别评定打分。

0：缺失

1：障碍（部分障碍或感觉改变，包括感觉过敏）

2：正常

NT：无法检查

（三）检查方法

针刺觉检查时常用一次性安全针。轻触觉检查时用棉花。在针刺觉检查时，不能区别钝性和锐性刺激的感觉应评为0级。

两侧感觉关键点的检查部位如下（表2-28），位于锁骨中线上的关键点。

表2-28 感觉平面评估

神经	感觉平面
C2	枕骨粗隆
C3	锁骨上窝
C4	肩锁关节的顶部
C5	肘前窝外侧
C6	拇指近节背侧皮肤
C7	中指近节背侧皮肤
C8	小指近节背侧皮肤
T1	肘前窝内侧
T2	腋窝顶部
T3	第3肋间
T4	第4肋间（乳线水平）
T5	第5肋间（在T4~T6的中点）
T6	第6肋间（剑突水平）

续表

神经	感觉平面
T7	第 7 肋间（在 T6 ~ T8 的中点）
T8	第 8 肋间（在 T6 ~ T10 的中点，肋弓平面）
T9	第 9 肋间（在 T8 ~ T10 的中点）
T10	第 10 肋间（脐水平）
T11	第 11 肋间（在 T10 ~ T12 的中点）
T12	腹股沟韧带中点水平（脐与耻骨联合连线中点平面）
L1	T12 与 L2 之间的 1/2 处
L2	大腿前中部
L3	股骨内髁
L4	内踝
L5	第 3 跖趾关节足背侧
S1	足跟外侧
S2	腘窝中点
S3	坐骨结节
S4 ~ 5	肛门周围（作为 1 个平面）
	做肛门指检测试肛门外括约肌

四、运动系统检查（motor examination）

（一）运动检查必查项目

检查身体两侧 10 对肌节关键肌，左右各选一块关键肌。检查顺序从上而下。

（二）肌力检查

1. 肌张力检查

（1）肌张力增高：肌肉松弛状态下的紧张度和被动运动时的阻力增高。

1）痉挛性肌张力增高：上肢屈肌、下肢伸肌，见于上运动神经元病变（锥体束损害）。

2）强直性肌张力增高：铅管样或齿轮样，见于锥体外系病变。

（2）肌张力降低：见于下运动神经元损害、小脑、后索、肌病。

2. 肌力六级分法

0 级：完全瘫痪

1 级：肌肉可收缩，但不能产生动作

2 级：肢体能在床面上移动，但不能抬起

3 级：肢体能抵抗重力离开床面，但不能抵抗阻力

4 级：肢体能作抗阻力动力，但不完全

5 级：正常肌力

3. 脊髓运动平面（表 2-29）。

表 2-29　脊髓运动平面评估

神经节段	支配肌群
C3~4	膈肌
C5	肱二头肌等屈肘肌群
C6	伸腕肌群（桡侧伸腕长和短肌）
C7	伸肘肌群
C8	中指屈肌群
T1	小指外展肌群
L2	髂腰肌、屈髋肌群
L3	伸膝肌群（股四头肌）
L4	踝背屈肌群（胫前肌）
L5	长伸趾肌群（拇长伸肌）
S1	腓肠肌等踝跖屈肌群（腓肠肌和比目鱼肌）

除对以上这些肌肉进行两侧检查外，还要检查肛门外括约肌，以肛门指检感觉括约肌收缩，评定分级为存在或缺失（即在患者总表上填有或无）。如果存在肛门括约肌自主收缩，则运动损伤为不完全性。

五、神经定位图谱（图 2-1）

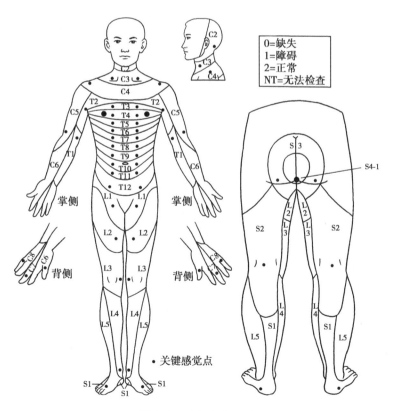

图 2-1　神经定位图谱

六、反射系统检查（Reflexes system examination）

1. 浅反射包括腹壁反射、提睾反射、肛门反射。

2. 深反射包括肱二头肌反射、肱三头肌反射、膝反射、跟腱反射。

深浅反射可进行反射分级：正常＋＋、减弱＋、消失 0、活跃＋＋＋、亢进＋＋＋＋。反射异常是疾病诊断的重要依据。反射活跃或亢进提示上运动神经元病变（锥体束受损）；反射减弱或消失提示下运动神经元、后索、小脑、神经肌接头及肌肉病变。

除机体正常反射出现分级异常外，疾病状态下，还出现病理反射和脑膜刺激征：

1. 病理反射包括 Babinski 征、Chaddock 征、Oppenheim 征、Gonda 征。

2. 脑膜刺激征包括颈项强直、Kernig 征、Brudzinski 征。

七、评分参考（表2-30）

表2-30　脊髓损伤评分参考

肌力分级	ASIA 残损分级	分类步骤
0 完全瘫痪 1 可触及或可见肌肉收缩 2 在无重力下全关节范围的主动活动 3 对抗重力下全关节范围的主动活动 4 对抗重力和部分阻力下全关节范围的主动活动 5 对抗重力和完全阻力下全关节范围的主动活动 5* 在无抑制因素存在的情况下，对抗充分阻力下全关节范围的主动活动。 NT 无法检查，患者不能够可靠地进行压力或者因制动、疼痛、挛缩导致无法进行肌力检查。	□A 完全性损伤：在骶段 S4～S5 无任何感觉或运动功能保留。 □B 不完全性损伤：在神经平面以下包括骶段 S4～S5 存在感觉功能，但无运动功能。 □C 不完全性损伤：在神经平面以下存在运动功能，且平面以下一半以上的关键肌肌力小于3级（0～2级）。 □D 不完全性损伤：在神经平面以下存在运动功能，且平面以下至少一半的关键肌肌力大于或等于3级。 □E 正常：感觉和运动功能正常。 注：当一个患者被评为 C 或 D 级时，他/她必须是不完全性损伤，即在骶段 S4～S5 有感觉或运动功能存留。此外，该患者必须具备如下两者之一：①肛门括约肌有自主收缩，②运动平面以下有 3 个节段以上有运动功能保留。 临床综合征（可选） □中央综合征 □布郎-塞卡综合征 □前柱综合征 □圆锥综合征 □马尾综合征	在对脊髓损伤患者进行分类时推荐使用以下顺序： 1. 确定左右两侧的感觉水平 2. 确定左右两侧的运动水平 注：在没有肌节可供检查的区域，假定运动水平与感觉水平相同 3. 确定单个神经水平 注：这是指两侧运动和感觉功能的最低正常水平，也是根据步骤1和2确定的感觉和运动水平最高的部分 4. 确定损伤的完全性（骶部运动和感觉存留情况） 注：如果自主肛门收缩＝"无"，S4～5 感觉评分＝0，且任何肛门感觉＝"无"，则损伤为完全性，否则损伤为不完全性 5. 确定 ASIA 残损分级（AIS）： 　　损伤是否为完全性？如果是，则 AIS ＝ A，记录为 ZPP。 如果否 ↓（ZPP 记录每侧最低皮节或肌节的部分残留（非 0 评分）） 运动损伤是否为不完全性？如果否，则 AIS ＝ B。 如果是 ↓（有肛门自主收缩或者在检查侧运动水平下运动功能多于 3 个平面，则为是） 是否（单个）神经平面以下至少一半以上关键肌肌力在 3 级或 3 级以上？ 如果否 ↓　　　如果是 ↓ 　则 AIS ＝ C　　　则 AIS ＝ D 如果所有阶段感觉和运动均正常，则 AIS ＝ E。 注：病历记录为脊髓损伤的患者后来功能恢复正常，在随访过程中使用 AISE，如果初始检查没有发现神经功能缺损，则患者神经功能是完整的；则 ASIA 残损分级不适用。

八、心搏骤停心肺复苏后患者预后评估及流程（表2-31）

表 2-31 心搏骤停心肺复苏后预后评分

评分	标准
1	死亡
2	植物状态：苏醒但无意识；不能通过任何途径感知周围环境；眼球不固定或跟随活动；营养功能存在
3	重度失能：能完成指令动作，但不能独立生活，日常生活需要帮助
4	中度失能：能完成日常生活需要，但因精神或身体残疾不能参加社会活动或工作
5	恢复良好：能够重返工作或学校

心搏骤停复苏24小时后或治疗性低体温之后按照如下流程（图2-2）进行心搏骤停心肺复苏后患者的预后评估。

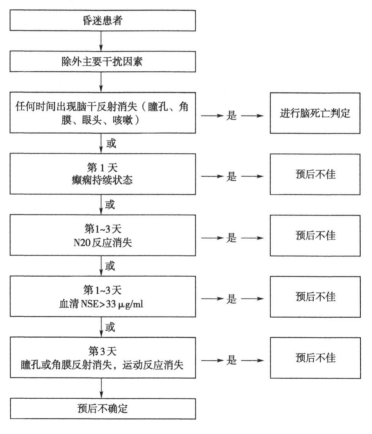

图 2-2 心搏骤停复苏患者神经系统预后评估流程

第八节 内分泌系统评估

一、危重病相关皮质醇不足

重症患者在严重疾病状态下易出现 HPA 轴功能异常，导致危重病相关皮质醇不足

（Critical Illness-Related Corticosteroid Insufficiency，CIRCI），临床上表现为皮质醇水平不能满足疾病严重程度需要，出现失控的炎症反应与循环功能障碍。合并 CIRCI 的重症患者机械通气时间及休克持续时间延长，短期病死率增加，提示 CIRCI 与患者预后密切相关。

2008 年美国重症医学会推荐以随机一次血浆总皮质醇水平 $<10\mu g/dl$ 或 ACTH $250\mu g$ 静脉注射后血浆皮质醇升高绝对值 $\leqslant 9\mu g/dl$ 作为 CIRCI 的诊断标准。近年来亦有研究者对于感染性休克患者静脉注射 ACTH $1\mu g$，根据血浆皮质醇升高绝对值是否低于 $9\mu g/dl$ 诊断 CIRCI。

二、正常甲状腺功能病态综合征

正常甲状腺功能病态综合征（euthyroid sick syndrome，ESS）又被称为"低 T_3 综合征"，是指由非甲状腺的全身性疾病引起的甲状腺功能化验异常，是由于下丘脑-垂体-甲状腺素轴、甲状腺激素结合血浆蛋白、组织对甲状腺激素的摄取和（或）代谢异常所致。

严重的全身性疾病、创伤和心理疾病、持续肾脏替代治疗等都可导致 ESS，主要表现为血清总三碘甲腺原氨酸（TT_3）、血清游离三碘甲腺原氨酸（FT_3）水平降低，血清反 T_3（rT_3）增高，血清甲状腺素（T_4）、促甲状腺激素（TSH）水平正常。疾病的严重程度一般与 T_3 降低的程度相关，疾病危重时也可出现 T_4 水平的降低，且病程中 T_4 水平进行性下降的患者预后较差。有研究显示，早期肠内营养可以减少 ESS 的发生。

第九节　营养状况评估

重症患者营养不良发生率高，营养不良已成为预测重症患者预后不良风险的重要因素，影响并发症和病死率。因此，密切关注重症患者营养状况的评估和监测，实施营养治疗前，首先要对患者营养状况进行评估。

重症患者营养评估可分为营养评估初筛和终评。具体评估方法参照 ESPEN 的营养评估指南（nutritional risk screening）（表 2-32、表 2-33）。

表 2-32　营养评估初筛

		是	否
1	BMI $<20.5kg/m^2$		
2	在过去的 3 个月中体重是否有减轻		
3	在过去的 1 周饮食是否减少		
4	患者是否有严重的疾病（例如：在 ICU）		

注：1. 如果以上任一问题回答"是"，请继续进行"营养评估终评"，评估方法参照表 2-33
2. 如果以上全部问题回答否，则应每周评估 1 次。如果患者拟行 1 次大手术，需要制定营养支持计划来预防营养不良发生。

表 2-33　营养评估终评

营养状态受损		疾病严重度（≈需求量增加）	
无 0 分	正常营养状态	无 0 分	正常营养需求
轻 1 分	在近 3 个月内体重下降 >5%，或者在最近 1 周内饮食减少到正常需求的 50%~75%	轻 1 分	髋骨骨折；慢性病尤其是存在急性并发症；肝硬化；COPD；慢性血液透析；糖尿病；肿瘤。
中 2 分	在近 2 个月内体重下降 >5% 或者 BMI 在 18.5~20.5 之间，一般情况受损或最近一周内饮食减少到正常需求的 25~60%	中 2 分	腹部大手术；卒中；重症肺炎；血液系统恶性肿瘤
重 3 分	在近 1 个月内体重下降 >5%（3 个月内 >15%）或者 BMI <18.5，一般情况受损或最近 1 周内饮食减少到正常需求的 0~25%	重 3 分	头颅伤；骨髓移植；重症监护（APACHE >10）
	分 ＋ 分 ＝	总分：	

年龄　　　　　　如果 ≥70 岁，在总分的基础上 +1 = 年龄校正的总分：

注：总分 ≥3 分，患者具有营养风险，实施营养支持计划

　　总分 <3 分，每周进行筛查。如果患者拟行一台大手术，需要制定营养支持计划来预防营养相关风险的发生，亦应进行评分。

　　1 分：有慢性疾病，合并有并发症。患者虚弱但不卧床，蛋白质的需求增加，但是在绝大多数情况下能通过口服饮食满足。

　　2 分：因疾病卧床的患者，例如，腹部大手术。蛋白质的需求大量增加，虽然在许多情况下需要人工喂养，但依旧可以满足需求。

　　3 分：在 ICU 需要辅助通气的患者。蛋白质需求增加，但不能通过人工喂养提供足够的底物。蛋白质分解，明显负氮平衡。

　　根据评估结果，以下病人需要制订营养支持计划：

　　1. 严重营养不良（3 分）

　　2. 严重疾病（3 分）

　　3. 中度营养不良合并轻度疾病（得分 2 +1 分）

　　4. 轻度营养不良合并中度疾病（得分 1 +2 分）

第十节　多发性创伤系统评估

一、多发性创伤

　　创伤是机械致伤因子导致的组织破坏和功能障碍。多发性创伤不是多处外伤简单的相加，而是一种对全身影响明显、病理生理变化极为显著的创伤综合征，有可能直接威胁生命。

　　由一个致病因素导致的两个或两个以上解剖部位同时发生的创伤（如头、胸、腹等），

且至少有一个部位的创伤可能威胁生命，将这类创伤称为多发性创伤。

复合伤是指两个或者两个以上原因引起的损伤（典型的如原子弹爆炸所致的热烧伤、冲击伤、辐射伤）。多发性创伤应与复合伤、多处伤、联合伤相区别。严重创伤是损害人类生命和健康的三大杀手（心脑血管疾病、肿瘤、创伤）之一。

二、多发性创伤 CRASHPLAN 评估方案

多发性创伤具有病因复杂、病情重、并发症多、易漏诊误诊等特点。因此必须进行动态观察和评估，对创伤患者进行及时有效的救治。在抢救现场或急诊室的初步评估，第一时间必须发现并解除危及生命的损伤如气道梗阻，大出血等后，需要按照"CRASHPLAN"方案详细检查，评估患者创伤情况。

"CRASHPLAN"方案：

（1）C = cardiac（心脏）：明确有无心脏破裂、心脏贯通伤、心脏大血管损伤、心肌挫裂伤、心脏压塞等，必要时急诊开胸手术治疗。

（2）R = respiration（呼吸）：评估有无张力性气胸、开放性气胸、连枷胸、肺挫裂伤，必要手术治疗及呼吸支持。

（3）A = abdomen（腹部）：评估有无实质腹腔脏器出血、空腔脏器破裂穿孔等，对不明原因休克需提高警惕，必要时行剖腹探查术明确损伤情况及控制病情。

（4）S = spine（脊柱脊髓）：加强对疑有脊髓损伤患者搬运过程中的保护，评估患者感觉及运动平面，判断脊髓损伤部位及严重程度，尽早手术解除脊髓压迫，尽早行激素治疗。

（5）H = head（头颅）：评估患者意识状态、瞳孔、病理生理反射等，结合辅助检查明确颅内损伤部位及严重度，判断手术指征。

（6）P = pelvis（骨盆）：评估骨盆稳定性、骨盆内脏器及神经的损伤情况，控制活动性出血，手术修补损伤脏器。

（7）L = limb（四肢）：评估四肢骨折及软组织损伤情况，除累及血管引起大出血的损伤需紧急处理，余可择期手术治疗。

（8）A = arteries（动脉）：评估动脉损伤及出血情况，予适当压迫或手术修补止血。

（9）N = nerves（神经）：评估外周神经损伤其感觉运动受损情况，予保守或手术治疗。

三、简明损伤定级（abbreviated injury scale，AIS）

AIS（表2-34）是以解剖学损伤为基础，用数字表示损伤级别和比较损伤严重程度的方法。AIS采用人体分区九分法：头、面、颈、胸、腹和盆腔、脊柱、上肢、下肢、体表。

表2-34 简明损伤定级

AIS 分值	1	2	3	4	5	6
损伤程度	轻度	中度	较重	重度	危重	极重（目前不可救治）

四、失血性休克诊断分级

失血性休克的发生与否取决于机体血容量丢失的速度和程度。根据失血量可将失血分成

四级（表 2-35）。大量失血可以定义为 24 小时内失血超过患者的估计血容量或 3 小时内失血量超过估计血容量的一半。

表 2-35　失血分级（以 70 公斤为例）

参数	I	II	III	IV
失血量（ml）	<750	750~1500	1500~2000	>2000
失血量（%）	<15%	15%~30%	30%~40%	>40%
心率（bpm）	<100	>100	>120	>140
血压	正常	下降	下降	下降
呼吸频率（bpm）	14~20	20~30	30~40	>40
尿量（ml/h）	>30	20~30	5~15	无尿
神经系统	轻度焦虑	中度焦虑	萎靡	昏睡

五、烧伤患者评估

1. 烧伤面积的计算

人体体表面积按 100% 计，烧伤面积的估算有手掌法和中国九分法。

（1）手掌法：伤员五指并拢，其手掌面积约为体表面积的 1%，用于散在的小面积烧伤（烧伤皮肤取加法）或特大面积烧伤（健康皮肤取减法）很方便，但欠准确。

（2）中国九分法（表 2-36）。

表 2-36　人体体表面积中国九分法

部位	成人各部位面积	小儿各部位面积
头颈部	9×1=9（发部 3 面部 3 颈部 3）	9+（12－年龄）
双上肢	9×2=9（双手 5 双前臂 6 双上臂 7）	9×2
躯干	9×3=9（腹侧 13 背侧 13 会阴 1）	9×3
双下肢	9×5+1=46（双臀 5 双大腿 21 双小腿 20）	46－（12－年龄）

2、烧伤深度的估计：按国际通用的三度四分法（表 2-37）。

表 2-37　烧伤深度估计

深度	局部体征	局部感觉	预后
I°（红斑）	仅伤及表皮、局部红肿、干燥、无水疱	灼痛感	3~5 天愈合，不留瘢痕
浅 II°	伤及真皮浅层，水疱、创面肿胀发红	痛觉过敏	2 周可愈合不留瘢痕
深 II°	水疱较小，皮温稍低，创面呈浅红或红白相间，可见网状栓塞血管	迟钝	3~4 周愈合，留有瘢痕
III°	伤及皮肤全层，甚至可达皮下、肌肉、骨等，形成焦痂。创面无水疱，蜡白，可见树枝状栓塞血管，皮温低	消失	肉芽组织生长后形成瘢痕

3. 烧伤严重性的估计按烧伤面积大小分类

成人 II° 烧伤面积在 15% 以下（小儿在 10% 以下），或 III° 烧伤面积在 5% 以下，属小面积烧伤；超过上述范围即属大面积烧伤。

4. 烧伤患者补液公式

根据烧伤面积和体重估计烧伤患者的第 1 个 24 小时补液量

烧伤后第 1 个 24 小时补液量 = 1.5ml×体重（kg）×烧伤面积 + 2000ml

补液速度：烧伤后前 8 小时输入 24 小时总补液量的一半。

第十一节　镇静镇痛与谵妄评估

镇静镇痛治疗是重症患者的常规治疗，通过镇静镇痛可以有助于减轻患者的痛苦与恐惧感，使患者不感知或者遗忘其在危重阶段的多种痛苦，以避免加重患者的病情或影响其接受治疗。镇静镇痛治疗也是保护重症患者安全的重要手段和抢救患者的必备步骤。ICU 患者的镇静镇痛治疗更加强调"适度"的概念，因为"过度"与"不足"都可能给患者带来损害。同时，在病程中还需要对重症患者疼痛与意识状态及镇痛镇静疗效进行动态评价。"适度"是建立在及时准确评估的基础上，需要我们正确选择适合不同患者的不同的评估标准，随时调整和指导治疗。

一、ICU 患者的疼痛评估

目前临床应用的疼痛评估方法均为主观指标，包括疼痛的部位、特点、加重及减轻因素和强度，对于清醒且能语言交流的患者，最可靠有效的评估指标是患者的自我描述。常用评估方法有：

1. 视觉模拟法（visual analogue scale，VAS）

用一条 10cm 的水平直线，两端分别定为不痛和最痛。由被测试者在最接近自己疼痛程度的地方画垂线标记，以此量化其疼痛强度。VAS 已被证实是一种评价老年患者急、慢性疼痛的有效和可靠方法（图 2-3）。

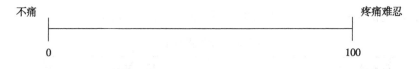

图 2-3　视觉模拟评分法（VAS）

2. 数字评分法（numeric rating scale，NRS）

NRS 是一个从 0 ~ 10 的点状标尺，0 代表不疼，10 代表疼痛难忍，由患者从上面选一个数字描述疼痛（图 2-4）。其在评价老年患者急、慢性疼痛的有效性及可靠性上已获得证实。

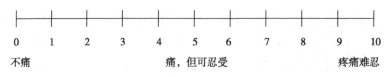

图 2-4　数字疼痛评分尺（NRS）

3. 面部表情评分法（faces pain scale, FPS）

由六种面部表情及 0~10 分（或 0~5 分）构成，程度从不痛到疼痛难忍。由患者选择图像或数字来反映最接近其疼痛的程度（图 2-5）。FPS 与 VAS、NRS 有很好的相关性，可重复性也较好。

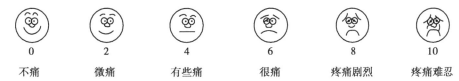

图 2-5 面部表情疼痛评分法

当患者在较深镇静、麻醉或接受肌松剂情况下，常常不能主观表达疼痛的强度。在此情况下，2012 年 IPAD 指南建议采用疼痛行为量（behavioral pain scale, BPS）（表 2-38）或重症监护疼痛观察工具（critical care pain observation tool, CPOT）进行镇痛评价（表 2-39）。

表 2-38 疼痛行为量表（BPS）

项目	描述	分值
面部表情	自然放松	1
	肌肉部分收缩（如：皱眉）	2
	肌肉全部收缩（如：紧闭双眼）	3
	面部扭曲变形、怪相	4
上臂运动	无活动	1
	部分屈曲	2
	上臂、手指屈曲	3
	强直收缩	4
人机同步性	同步性良好	1
	偶有咳嗽，大部分时间人机同步	2
	人机对抗	3
	机械通气无法进行	4

镇痛目标应为 3-4 分。

表 2-39 重症监护疼痛观察工具（CPOT）

指标	描述		评分
面部表情	无肌肉紧张表现	放松	0
	皱眉，眼轮匝肌紧固	紧张	1
	皱眉，眼轮匝肌紧固，眼睑紧闭	痛苦面容	2
身体运动	完全无运动	无运动	0
	缓慢谨慎的运动，触摸或摩擦痛点，通过运动寻求关注	保护性运动	1
	拽管，试图坐起，捶打，不遵嘱，撞击床柱，试图下床	烦躁不安	2

续表

指标	描述	评分	
肌张力（对上肢被动伸屈的评估）	对被动运动无抵抗	放松	0
	对被动运动有抵抗	紧张僵硬	1
	对被动运动有强烈抵抗并不能停止	非常紧张，僵硬	2
机械通气同步性（气管插管患者）或	报警，机械通气顺畅	可耐受机械通气或移动	0
	自主呼吸报警	呛咳但可耐受	1
	与呼吸机不同步，抵抗机械通气，频繁报警	抵抗机械通气	2
发声（未气管插管患者）	言语正常或不发声	言语正常或不发声	0
	叹气，呻吟	叹气，呻吟	1
	喊叫，啜泣	喊叫，啜泣	2
合计（范围）			0~8

注：镇痛目标应为 0~1 分。

二、镇静状态评估

定时评估镇静程度有利于调整镇静药物及其剂量以达到预期目标。目前临床常用的镇静评分系统有 Ramsay 评分、Riker 镇静躁动评分（SAS）、Richmond 躁动镇静评分（RASS）等主观评分法和脑电双频指数（bispectral index scale，BIS）客观评分法。

1. 镇静的主观评估方法

（1）Ramsay 评分：是临床上使用最为广泛的镇静评分标准，分为 6 级，分别反映 3 个层次的清醒状态和 3 个层次的睡眠状态（表 2-40）。

表 2-40　Ramsay 评分

分数	状态
1	患者焦虑、躁动不安
2	患者配合，有定向力、安静
3	患者对指令有反应
4	嗜睡，对轻叩眉间或大声听觉刺激反应敏捷
5	嗜睡，对轻叩眉间或大声听觉刺激反应迟钝
6	嗜睡，无任何反应

（2）Riker 镇静和躁动评分（sedation-agitation scale，SAS）：SAS 根据患者 7 项不同的行为对其意识和躁动程度进行评分（表 2-41）

表 2-41　Riker 镇静和躁动评分（SAS）

	描述	定义
7	危险躁动	拉拽气管内插管，试图拔除各种导管，翻越床栏，攻击医护人员，在床上辗转挣扎
6	非常躁动	需要保护性束缚并反复语言提示劝阻，咬气管插管
5	躁动	焦虑或身体躁动，经言语提示劝阻可安静
4	安静合作	安静，容易唤醒，服从指令
3	镇静	嗜睡，语言刺激或轻轻摇动可唤醒并能服从简单指令，但又迅即入睡
2	非常镇静	对躯体刺激有反应，不能交流及服从指令，有自主运动
1	不能唤醒	对恶性刺激无或仅有轻微反应，不能交流及服从指令

（3）Richmond 躁动镇静评分（RASS），2012 年 IPAD 指南推荐重症患者镇静评分方法（表 2-42）。

表 2-42　Richmond 躁动镇静评分（RASS）

评分	命名	描述
+4	攻击性	明显的攻击性或暴力行为，对医护人员有直接危险
+3	非常躁动	拔、拽各种插管，或对医护人员有过激行为
+2	躁动	频繁的无目的动作或人机对抗
+1	不安	焦虑或紧张但动作无攻击性或表现精力过剩
0	警觉但安静	
-1	嗜睡	不完全警觉，但对呼唤有超过 10 秒持续清醒，能凝视
-2	轻度镇静	对呼唤有短暂（少于 10 秒）清醒，伴眨眼
-3	中度镇静	对呼唤有一些活动（但无眨眼）
-4	深度镇静	对呼唤无反应但对躯体刺激有一些活动
-5	不易觉醒	对呼唤或躯体刺激无反应

2. 镇静的客观评估方法

客观性评估是镇静评估的重要组成部分。但现有的客观性镇静评估方法的临床可靠性尚有待进一步验证。目前临床可用的方法主要是脑电双频指数（bispectral index scale，BIS）。BIS 以 0 ~ 100 分表示从深度昏迷到完全清醒的不同程度，一般 ICU 中患者的镇静深度应维持于 BIS 值 60 ~ 85 分之间。

ICU 患者理想的镇静水平，是既能保证患者安静入睡又容易被唤醒。应在镇静治疗开始时就明确所需的镇静水平，定时、系统地进行评估和记录，并随时调整镇静用药以达到并维持所需镇静水平。

三、谵妄的评估

谵妄是多种原因引起的一过性的意识混乱状态。短时间内出现意识障碍和认知功能改变是谵妄的临床特征，意识清晰度下降或觉醒程度降低是诊断的关键。

谵妄的诊断主要依据临床检查及病史。目前推荐使用 ICU 谵妄诊断的意识状态评估法（the confusion assessment method for the diagnosis of delirium in the ICU，CAM-ICU）（表2-43）和谵妄筛查和检查评价表（表2-44）。

表 2-43　ICU 谵妄诊断的意识状态评估法（CAM-ICU）

临床特征	评价指标
1. 精神状态突然改变或起伏不定	患者是否出现精神状态的突然改变？ 过去 24 小时是否有反常行为（如：时有时无或者时而加重时而减轻）？ 过去 24 小时镇静评分（SAS 或 MAAS）或昏迷评分（GCS）是否有波动？
2. 注意力散漫	患者是否有注意力集中困难？ 患者是否有保持或转移注意力的能力下降？ 患者注意力筛查（ASE）得分多少（如：ASE 的视觉测试是对 10 个画面的回忆准确度；ASE 的听觉测试是患者对一连串随机字母读音中出现"A"时点头或捏手示意）？
3. 思维无序	若患者已经脱机拔管，需要判断其是否存在思维无序或不连贯。常表现为对话散漫离题、思维逻辑不清或主题变化无常 若患者在戴呼吸机状态下，检查其能否正确回答以下问题： （1）石头会浮在水面上吗？ （2）海里有鱼吗？ （3）1 磅比 2 磅重吗？ （4）你能用锤子砸烂 1 颗钉子吗？ 在整个评估过程中，检查患者能否跟得上回答问题和执行指令 （1）你是否有一些不太清楚的想法？ （2）举这几个手指头（检查者在患者面前举两个手指头） （3）换只手做同样的动作（检查者不用再重复动作）
4. 意识程度变化（指清醒以外的任何意识状态，如：警醒、嗜睡、木僵或昏迷）	清醒：正常、自主的感知周围环境，反应适度 警醒：过于兴奋 嗜睡：瞌睡但易于唤醒，对某些事物没有意识，不能自主、适当的交谈，给予轻微刺激就能完全觉醒并应答适当 昏睡：难以唤醒，对外界部分或完全无感知，对交谈无自主、适当的应答。当予强烈刺激时，有不完全清醒和不适当的应答，强刺激一旦停止，又重新进入无反应状态 昏迷：不可唤醒，对外界完全无意识，给予强烈刺激也无法进行交流

注：若患者有特征 1 和 2，或者特征 3，或者特征 4，就可诊断为谵妄。

SAS：镇静镇痛评分，MAAS：肌肉运动评分，GCS：Glasgow 昏迷评分。

表 2-44　谵妄筛查和检查评价表

项目及评判标准	
1. 意识变化水平（如果为 A 或者 B，该期间暂时终止评价）	
无反应	（评分：0 分）
对于加强的和重复的刺激有反应	（评分：0 分）
对于轻度或者中度刺激有反应	（评分：1 分）
正常清醒	（评分：0 分）
对正常刺激产生夸大的反应	（评分：1 分）
2. 注意力不集中	（评分：0 或者 1 分）
3. 定向力障碍	（评分：0 或者 1 分）
4. 幻觉-幻想性精神病状态	（评分：0 或者 1 分）
5. 精神运动型激越或者阻滞	（评分：0 或者 1 分）
6. 不恰当的言语和情绪	（评分：0 或者 1 分）
7. 睡眠-觉醒周期失调	（评分：0 或者 1 分）
8. 症状波动	（评分：0 或者 1 分）
	总分（0~8 分）

第二章

重症医学科疾病诊治流程

重症医学是一门多学科交叉的新型学科,以来自医院各科室的重症患者为救治对象,一方面要求临床医师具有广泛的知识面,另一方面,患者病情的危重性和不稳定性要求医务工作者具有敏锐的临床观察能力、准确的临床判断能力和快速的临床决策能力。因此,本章对重症患者发病率高的疾病或常用的诊疗方法制定了统一标准的疾病诊断和治疗流程,使得临床医师能够有效整合医疗知识、掌握患者治疗时机、缩短医疗时间、提高工作效率;并有利于规范临床医师的疾病诊疗行为、减少不同医务人员医疗处理之间的差异、提高诊疗效果、防范医疗风险、降低医疗成本;同时在疾病的诊疗过程中有助于监控医疗处理措施,以及时发现问题并解决问题,改进医疗质量。

第一节 急性呼吸窘迫综合征治疗流程

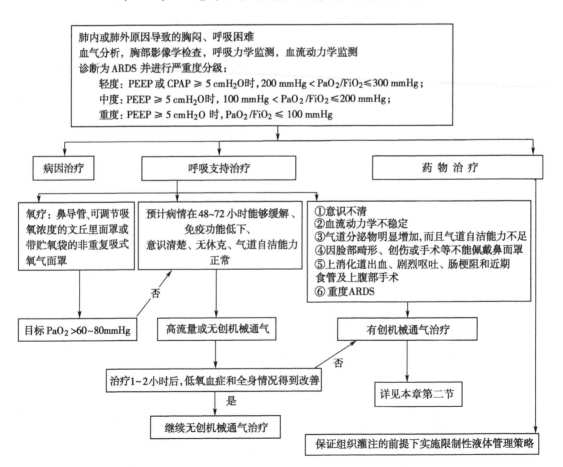

第二节　急性呼吸窘迫综合征机械
通气流程

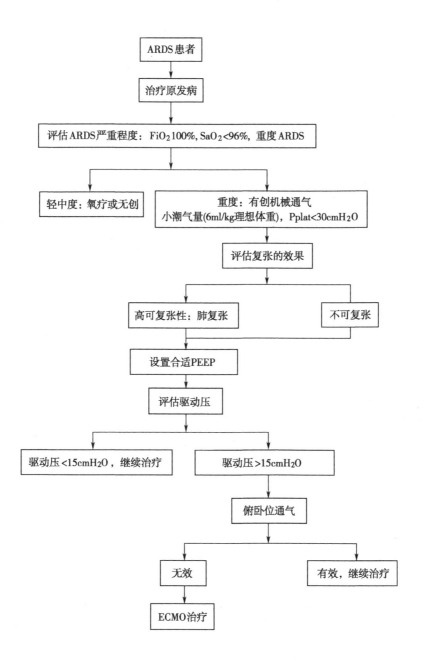

第三节　慢性阻塞性肺疾病急性发作
机械通气流程

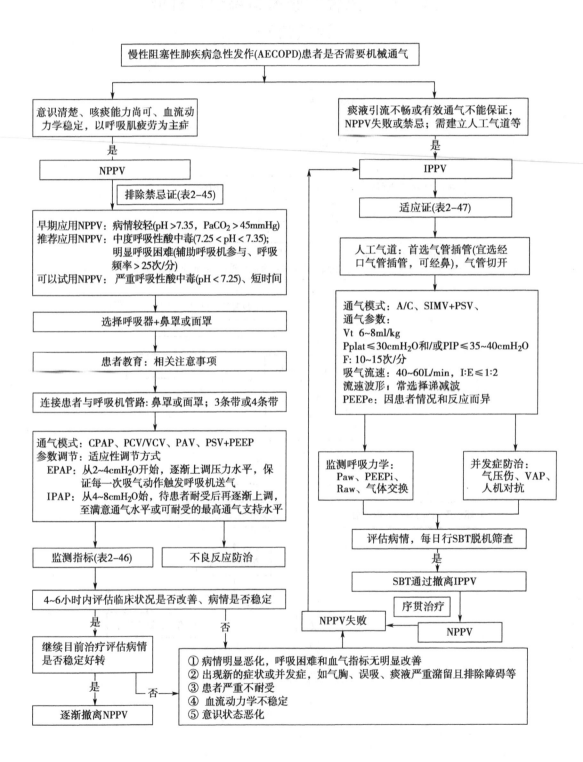

表 2-45　慢性阻塞性肺疾病急性加重期 NPPV 禁忌证

绝对禁忌证	相对禁忌证
①误吸危险性高及气道保护能力差，如昏迷、呕吐、气道分泌物多且排除障碍等 ②心跳或呼吸停止 ③面部、颈部和口咽腔创伤、烧伤、畸形或近期手术 ④上呼吸道梗阻等。	①无法配合 NPPV，如紧张、不合作或有精神疾病、意识不清 ②严重低氧血症 ③严重肺外器官功能不全，如消化道出血、血流动力学不稳定等 ④肠梗阻 ⑤近期食管及上腹部手术

表 2-46　NPPV 治疗 AECOPD 时的监测内容

项目	相对禁忌证
一般生命体征	一般状态、意识等
呼吸系统	呼吸困难的程度、呼吸频率、胸腹活动度、辅助呼吸肌活动、呼吸音、人机协调性等
循环系统	心率、血压等
通气参数	潮气量、压力、频率、吸气时间、漏气量等
血气和血氧饱和度	动脉血氧分压、动脉血氧饱和度、pH、动脉二氧化碳分压
不良反应	胃肠胀气、误吸、面罩压迫、口鼻咽干燥、鼻面部皮肤压伤、排痰障碍、不耐受、恐惧（幽闭症）、气压伤等

表 2-47　AECOPD 患者行 IPPV 的适应证

1. 危及生命的低氧血症（$PaO_2 < 50mmHg$ 或氧合指数 $PaO_2/FiO_2 < 200mmHg$）

2. $PaCO_2$ 进行性升高伴严重的酸中毒（pH < 7.20）

3. 严重意识障碍（如昏睡、昏迷或谵妄）

4. 严重呼吸窘迫（如呼吸频率 > 40 次/min、矛盾呼吸等）或呼吸抑制（如呼吸频率 < 8 次/min）

5. 血流动力学不稳定

6. 气道分泌物多且引流障碍，气道保护功能丧失

7. NPPV 治疗失败的严重呼吸衰竭患者

第四节 肺动脉高压的诊疗流程

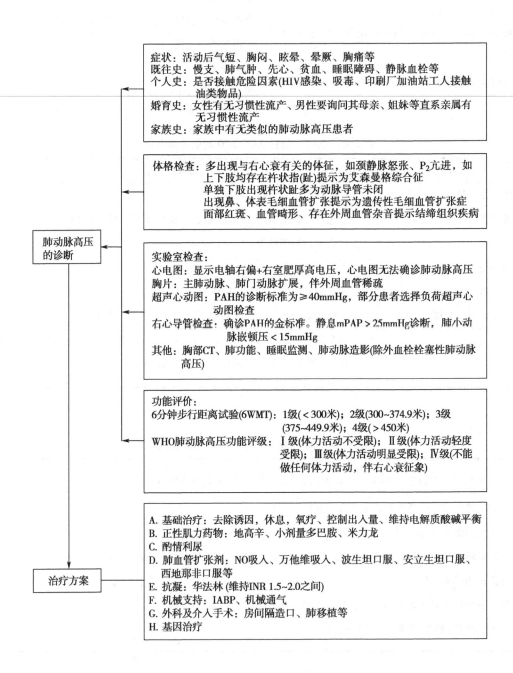

症状：活动后气短、胸闷、眩晕、晕厥、胸痛等
既往史：慢支、肺气肿、先心、贫血、睡眠障碍、静脉血栓等
个人史：是否接触危险因素(HIV感染、吸毒、印刷厂加油站工人接触
　　　　油类物品)
婚育史：女性有无习惯性流产、男性要询问其母亲、姐妹等直系亲属有
　　　　无习惯性流产
家族史：家族中有无类似的肺动脉高压患者

体格检查：多出现与右心衰有关的体征，如颈静脉怒张、P_2亢进，如
　　　　　上下肢均存在杵状指(趾)提示为艾森曼格综合征
　　　　　单独下肢出现杵状趾多为动脉导管未闭
　　　　　出现鼻、体表毛细血管扩张提示为遗传性毛细血管扩张症
　　　　　面部红斑、血管畸形、存在外周血管杂音提示结缔组织疾病

实验室检查：
心电图：显示电轴右偏+右室肥厚高电压，心电图无法确诊肺动脉高压
胸片：主肺动脉、肺门动脉扩展，伴外周血管稀疏
超声心动图：PAH的诊断标准为≥40mmHg，部分患者选择负荷超声心
　　　　　　动图检查
右心导管检查：确诊PAH的金标准。静息mPAP>25mmHg诊断，肺小动
　　　　　　　脉嵌顿压<15mmHg
其他：胸部CT、肺功能、睡眠监测、肺动脉造影(除外血栓栓塞性肺动脉
　　　高压)

功能评价：
6分钟步行距离试验(6WMT)：1级(<300米)；2级(300~374.9米)；3级
　　　　　　　　　　　　　(375~449.9米)；4级(>450米)
WHO肺动脉高压功能评级：Ⅰ级(体力活动不受限)；Ⅱ级(体力活动轻度
　　　　　　　　　　　　受限)；Ⅲ级(体力活动明显受限)；Ⅳ级(不能
　　　　　　　　　　　　做任何体力活动，伴右心衰征象)

A. 基础治疗：去除诱因，休息，氧疗、控制出入量、维持电解质酸碱平衡
B. 正性肌力药物：地高辛、小剂量多巴胺、米力龙
C. 酌情利尿
D. 肺血管扩张剂：NO吸入、万他维吸入、波生坦口服、安立生坦口服、
　　西地那非口服等
E. 抗凝：华法林(维持INR 1.5~2.0之间)
F. 机械支持：IABP、机械通气
G. 外科及介入手术：房间隔造口、肺移植等
H. 基因治疗

肺动脉高压
的诊断

治疗方案

第五节　重症哮喘诊治流程

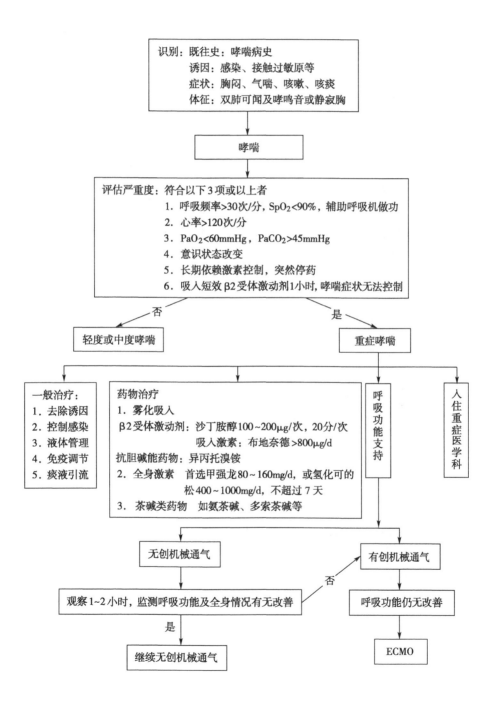

识别：既往史：哮喘病史
　　　诱因：感染、接触过敏原等
　　　症状：胸闷、气喘、咳嗽、咳痰
　　　体征：双肺可闻及哮鸣音或静寂胸

哮喘

评估严重度：符合以下 3 项或以上者
　　1. 呼吸频率>30次/分，SpO_2<90%，辅助呼吸机做功
　　2. 心率>120次/分
　　3. PaO_2<60mmHg，$PaCO_2$>45mmHg
　　4. 意识状态改变
　　5. 长期依赖激素控制，突然停药
　　6. 吸入短效 β2 受体激动剂1小时，哮喘症状无法控制

否 —— 轻度或中度哮喘
是 —— 重症哮喘

一般治疗：
1. 去除诱因
2. 控制感染
3. 液体管理
4. 免疫调节
5. 痰液引流

药物治疗
1. 雾化吸入
β2 受体激动剂：沙丁胺醇100~200μg/次，20分/次
　　　　　　　　吸入激素：布地奈德>800μg/d
抗胆碱能药物：异丙托溴铵
2. 全身激素　首选甲强龙80~160mg/d，或氢化可的
　　　　　　　松400~1000mg/d，不超过 7 天
3. 茶碱类药物　如氨茶碱、多索茶碱等

呼吸功能支持

入住重症医学科

无创机械通气

有创机械通气

观察1~2小时，监测呼吸功能及全身情况有无改善

否

是

继续无创机械通气

呼吸功能仍无改善

ECMO

第六节　急性肺栓塞诊治流程

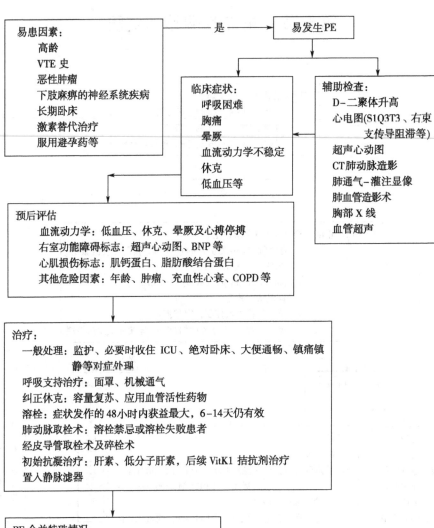

易患因素：
　　高龄
　　VTE 史
　　恶性肿瘤
　　下肢麻痹的神经系统疾病
　　长期卧床
　　激素替代治疗
　　服用避孕药等

是 → 易发生PE

临床症状：
　　呼吸困难
　　胸痛
　　晕厥
　　血流动力学不稳定
　　休克
　　低血压等

辅助检查：
　　D-二聚体升高
　　心电图(S1Q3T3、右束
　　　支传导阻滞等)
　　超声心动图
　　CT肺动脉造影
　　肺通气-灌注显像
　　肺血管造影术
　　胸部 X 线
　　血管超声

预后评估
　　血流动力学：低血压、休克、晕厥及心搏停搏
　　右室功能障碍标志：超声心动图、BNP 等
　　心肌损伤标志：肌钙蛋白、脂肪酸结合蛋白
　　其他危险因素：年龄、肿瘤、充血性心衰、COPD 等

治疗：
　　一般处理：监护、必要时收住 ICU、绝对卧床、大便通畅、镇痛镇
　　　　静等对症处理
　　呼吸支持治疗：面罩、机械通气
　　纠正休克：容量复苏、应用血管活性药物
　　溶栓：症状发作的48小时内获益最大，6-14天仍有效
　　肺动脉取栓术：溶栓禁忌或溶栓失败患者
　　经皮导管取栓术及碎栓术
　　初始抗凝治疗：肝素、低分子肝素，后续 VitK1 拮抗剂治疗
　　置入静脉滤器

PE 合并特殊情况
　　妊娠：普通肝素或LMWH
　　恶性肿瘤：LMWH
　　右室血栓：溶栓、手术取栓
　　肝素引起的血小板减少
　　慢性血栓症的肺动脉高压：动脉内膜切除术
　　非血栓所致的 PE

第七节 羊水栓塞诊治流程

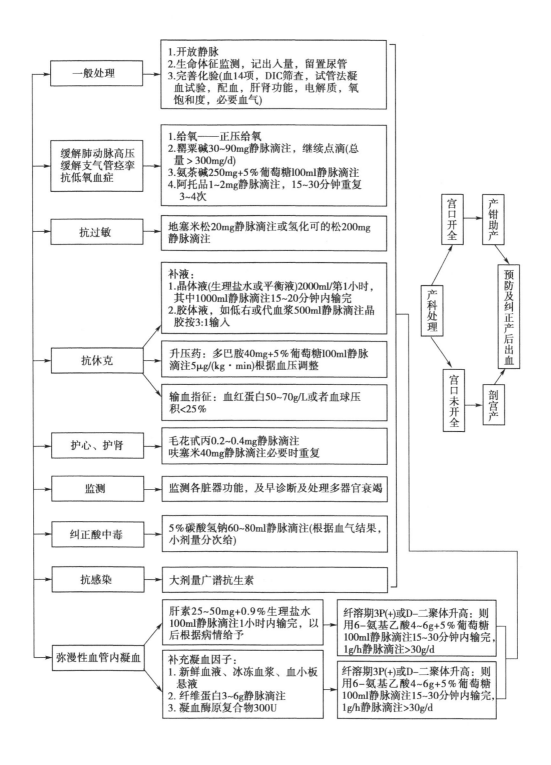

第八节　困难气道的处理流程

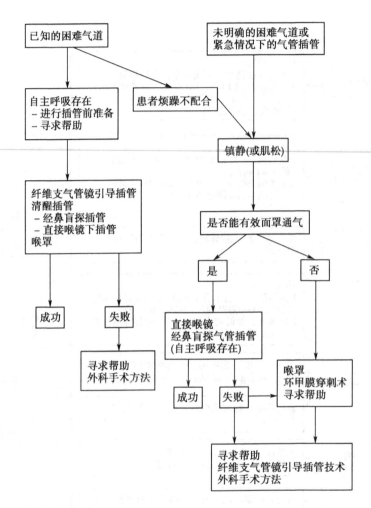

附：困难插管的判断方法

1. 张口度最大张口时，上下门齿之间的距离。正常值≥3cm（或两横指），若最大张口度<3cm，提示可能存在插管困难。

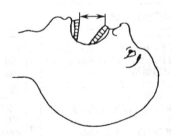

2. 甲颏间距颈部完全伸展时甲状腺切迹至颏突的距离，若≥6.5cm，插管无困难；若<6cm（四横指），经口气管插管存在困难。

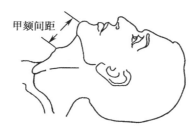

甲颏间距

3. 颈部活动度（排除可能存在颈髓损伤的患者）最大限度地屈颈到伸颈的活动范围，正常值 >90°，若 <80°，存在插管困难。

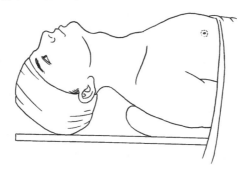

4. 舌咽部组织的可见度最大张口位伸舌后根据检查者所见患者软腭、悬雍垂、咽后壁的可见度判断是否存在困难插管，I级：可见软腭、悬雍垂、咽后壁，II级：可见软腭、咽峡弓、悬雍垂，III级：可见软腭、悬雍垂根部，IV级可见软腭，III、IV级可能存在插管困难。

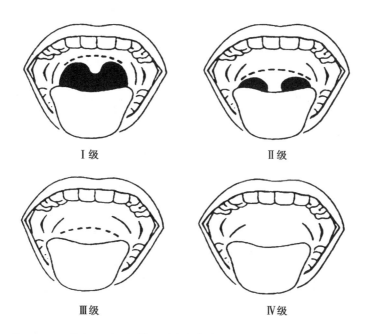

I级   II级

III级   IV级

5. Cormack 及 Lehane 分级根据喉镜下所见分为 I 级声门可完全显露，II 级仅能见到声门后联合，III 级仅能见到会厌的顶缘，IV 级看不到喉头的任何结构，III、IV 级可能存在插管困难。

第九节 机械通气治疗流程

机械通气治疗应用指征：
1. 经积极治疗后病情仍继续恶化
2. 意识障碍
3. 呼吸形式严重异常，如呼吸频率>35~40次/分或<6~8次/分，节律异常，自主呼吸微弱或消失
4. 血气分析提示严重通气和氧合障碍：PaO_2<50mmHg，尤其是充分氧疗后仍<50mmHg；CO_2进行性升高，pH动态下降

无创正压通气
适应证：
1. 患者出现较为严重的呼吸困难，动用辅助呼吸机
2. 常规氧疗方法(鼻导管和面罩)不能维持氧合或氧合障碍，有恶化趋势
3. 较好的意识状态，咳痰能力，自主呼吸能力，血流动力学稳定，有良好的配合NPPV的能力
4. NPPV可作为AECOPD和ACPE患者的一线治疗手段
5. 合并免疫抑制的呼衰患者可首先试用NPPV
禁忌证：
1. 意识障碍
2. 呼吸微弱或停止，无力排痰
3. 严重器官功能不全(上消化道大出血、血流动力学不稳定等)
4. 未经引流的气胸或纵隔气肿，严重腹胀，上气道或颌面部损伤、术后、畸形，不能配合NPPV或面罩不适等

有创正压通气
相对禁忌证：
1. 气胸及纵隔气肿未行引流
2. 肺大疱和肺气肿，低血容量性休克未补充血容量
3. 严重肺出血，气管食管瘘等
注：在出现致命性通气和氧合障碍时，在积极处理原发病的基础上，同时不失时机地应用机械通气

人工气道的选择
1. 经口气管插管
2. 经鼻气管插管
3. 逆行气管插管
4. 气管切开

人工气道的管理
1. 气囊压的监测：25~30cmH_2O
2. 持续声门下吸引
3. 实施气道湿化
4. 呼吸机管路不必频繁更换，一旦污染则应及时更换

BIPAP

CPAP

存在高碳酸血症或呼吸困难不缓解者

BIPAP模式参数设置常用参考值
1. IPAP(Vt)：10~25cmH_2O(7~15ml/kg)
2. EPAP：3~5cmH_2O(4~12cmH_2O)
3. 后备控制通气频率(T模式)：10~20次/分
4. 吸气时间：0.8~1.2秒

一、机械通气初始设置模式VCV模式
可选模式有：①辅助控制通气(ACV)；②压力支持通气(PSV)；③持续气道内正压通气(CPAP)；④双水平气道正压通气(BIPAP)；⑤双水平气道正压通气(BIPAP)；⑥同步间歇指令性通气(SMV)；⑦高频振荡通气(HFOV)；⑧成比例辅助通气(PAV)
二、机械通气(VCV模式)参数设定
1. Vt：容控模式5~12ml/kg，平台压低于30~35cmH_2O；
2. 呼吸频率设定：12~20次/分
3. 流速调节：40~60L/min
4. 吸气时间与吸/呼比设置：吸气时间为0.8~1.2s，或吸/呼比为1.0∶1.5~2.0
5. 触发敏感度调节：压力触发常为-0.5~1.5cmH_2O，流速触发常为2~5L/min
6. FiO_2：适当PEEP和Pmean可以使SaO_2>0.90，应保持最低的FiO_2
7. PEEP的设定：(P-V)曲线的低拐点(LIP)或LIP之上2cmH_2O。或外源性PEEP水平大约为PEEPi的80%

基础病情较轻
应用NPPV后动脉血气能快速明显改善，呼吸频率下降

否

是

继续无创辅助呼吸

有创机械通气

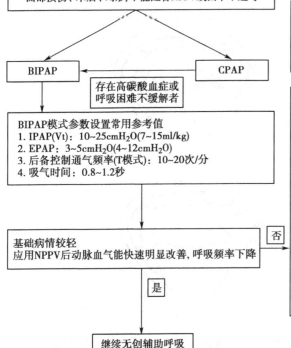

第十节　机械通气脱机流程

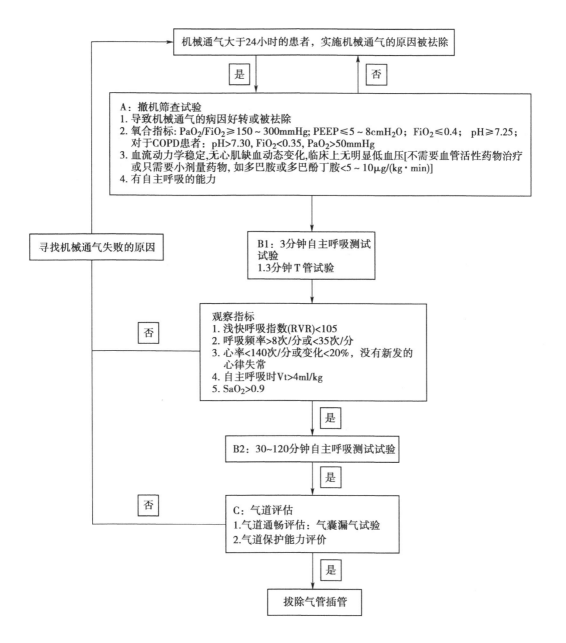

机械通气大于24小时的患者，实施机械通气的原因被祛除

是　　　否

A：撤机筛查试验
1. 导致机械通气的病因好转或被祛除
2. 氧合指标：$PaO_2/FiO_2 \geqslant 150 \sim 300mmHg$；$PEEP \leqslant 5 \sim 8cmH_2O$；$FiO_2 \leqslant 0.4$；$pH \geqslant 7.25$；对于COPD患者：$pH > 7.30$，$FiO_2 < 0.35$，$PaO_2 > 50mmHg$
3. 血流动力学稳定，无心肌缺血动态变化，临床上无明显低血压[不需要血管活性药物治疗或只需要小剂量药物，如多巴胺或多巴酚丁胺$< 5 \sim 10\mu g/(kg \cdot min)$]
4. 有自主呼吸的能力

寻找机械通气失败的原因

B1：3分钟自主呼吸测试试验
1.3分钟 T 管试验

观察指标
1. 浅快呼吸指数（RVR）<105
2. 呼吸频率>8次/分或<35次/分
3. 心率<140次/分或变化<20%，没有新发的心律失常
4. 自主呼吸时Vt>4ml/kg
5. $SaO_2 > 0.9$

否

是

B2：30~120分钟自主呼吸测试试验

是

否

C：气道评估
1.气道通畅评估：气囊漏气试验
2.气道保护能力评价

是

拔除气管插管

第十一节 重症超声肺部疾病诊断流程

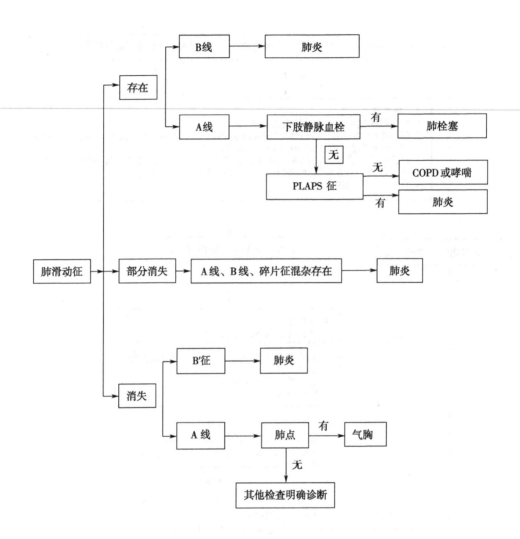

注：A 线：平行于胸膜线的数条高回声线。

　　B 线：起源于胸膜线，与胸膜线垂直，无衰减到达屏幕远场，随肺滑行运动而运动。

　　B′征：B 线伴胸膜滑动征消失。

　　PLAPS：后外侧肺泡胸膜综合征。

第十二节　低血容量性休克诊治流程

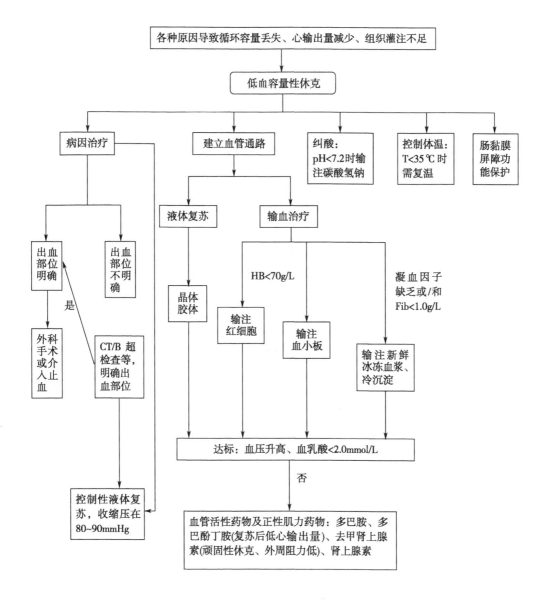

第十三节 严重感染及感染性休克集束化治疗流程

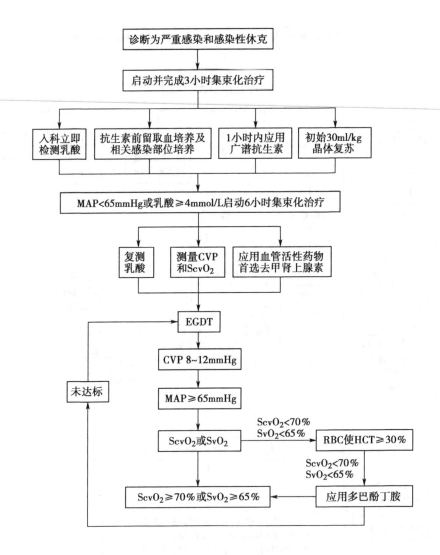

第十四节 重症超声休克诊治流程

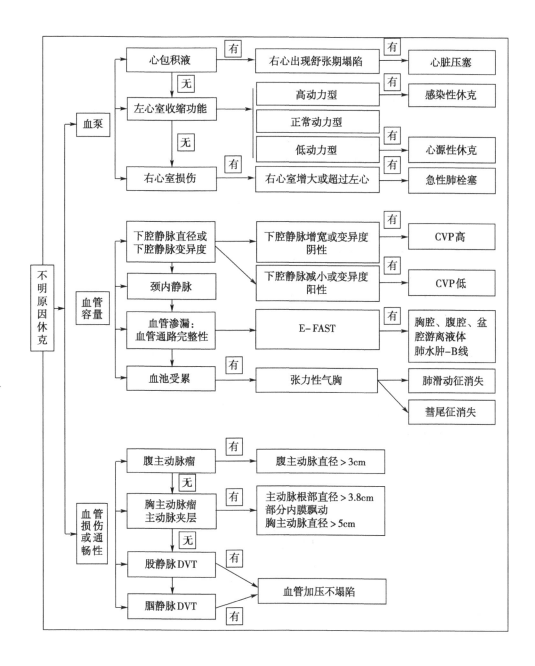

第十五节　心绞痛和非 ST 段抬高型心肌梗死
诊治流程

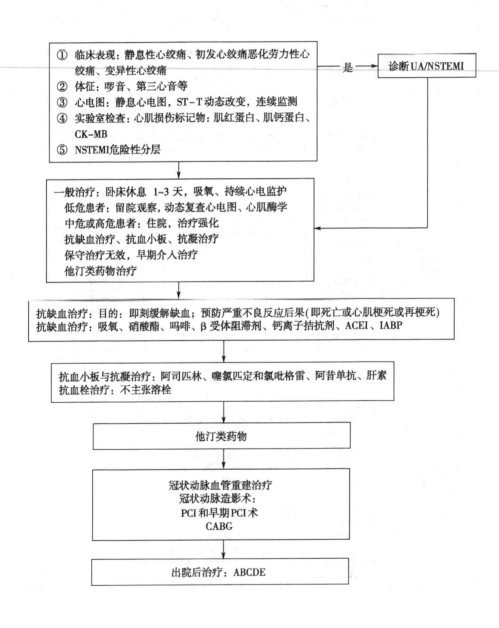

① 临床表现：静息性心绞痛、初发心绞痛恶化劳力性心绞痛、变异性心绞痛

② 体征：啰音、第三心音等

③ 心电图：静息心电图，ST-T 动态改变，连续监测

④ 实验室检查：心肌损伤标记物：肌红蛋白、肌钙蛋白、CK-MB

⑤ NSTEMI危险性分层

是 → 诊断UA/NSTEMI

一般治疗：卧床休息 1~3 天，吸氧、持续心电监护

低危患者：留院观察，动态复查心电图、心肌酶学

中危或高危患者：住院，治疗强化

抗缺血治疗、抗血小板、抗凝治疗

保守治疗无效，早期介入治疗

他汀类药物治疗

抗缺血治疗：目的：即刻缓解缺血；预防严重不良反应后果(即死亡或心肌梗死或再梗死)

抗缺血治疗：吸氧、硝酸酯、吗啡、β 受体阻滞剂、钙离子拮抗剂、ACEI、IABP

抗血小板与抗凝治疗：阿司匹林、噻氯匹定和氯吡格雷、阿昔单抗、肝素

抗血栓治疗：不主张溶栓

他汀类药物

冠状动脉血管重建治疗
冠状动脉造影术：
PCI 和早期 PCI 术
CABG

出院后治疗：ABCDE

第十六节 心肺复苏基本生命支持流程

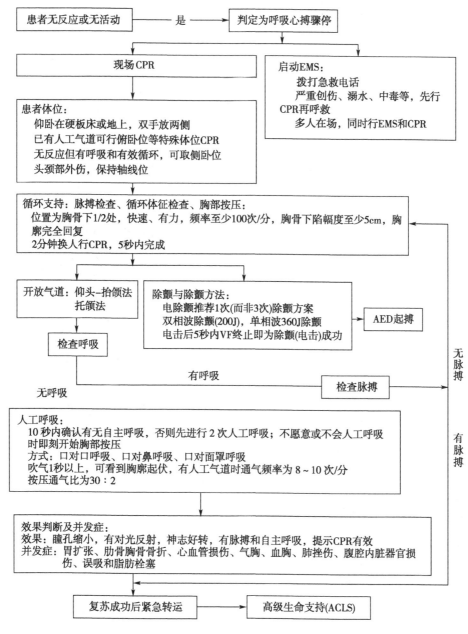

注：本流程适用于院外急救

第十七节　心肺复苏高级生命支持流程

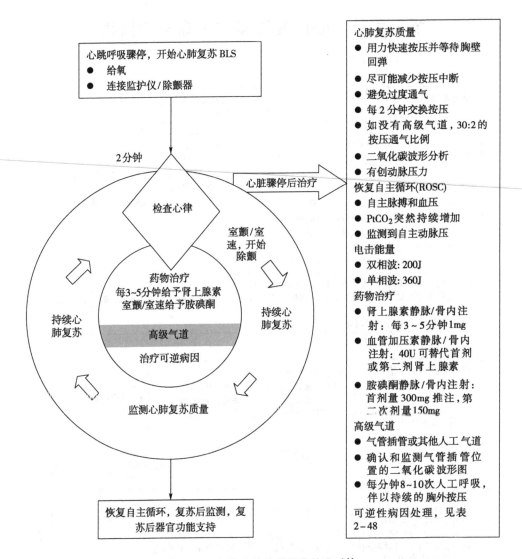

表 2-48　复苏无效的原因及处理对策

可逆性病因	处理对策
低氧血症（Hypoxia）	氧疗
低血容量（Hypovolemia）	输血、输液，补充血容量
酸中毒（Hydrogen ion, acidosis）	纠正酸中毒
高钾/低钾血症（Hypo/Hyperkalemia）	控制血钾
低温（Hypothermia）	保温、复温
中毒（Toxin）	解毒、对症处理
心脏压塞（Tamponade）	减压
张力性气胸（Tension pneumothorax）	抽气减压或胸腔闭式引流
冠状动脉或肺栓塞（Thrombosis）	溶栓或急诊介入治疗
创伤（Trauma）	优先处理致命性损伤

第十八节　重症患者急性胃肠损伤诊疗流程

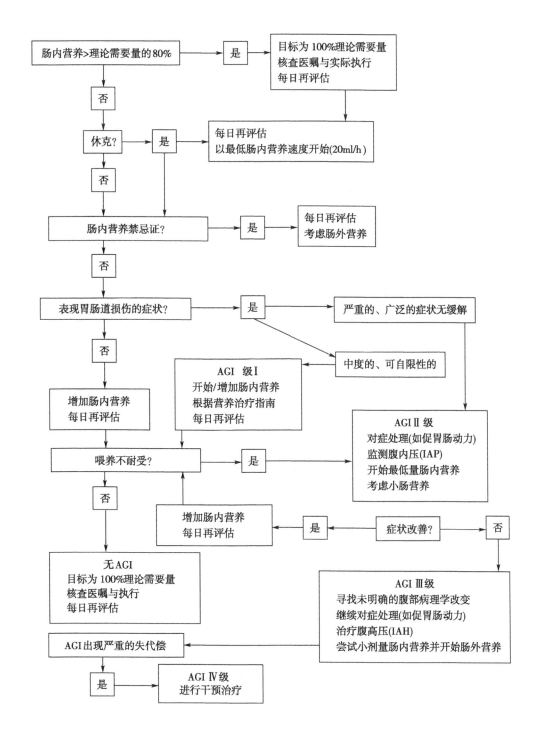

第十九节 食管胃底静脉曲张出血诊治流程

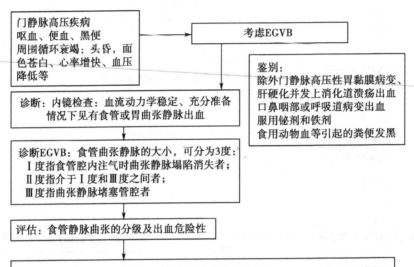

门静脉高压疾病
呕血、便血、黑便
周围循环衰竭：头昏，面
色苍白、心率增快、血压
降低等

→ 考虑EGVB

鉴别：
除外门静脉高压性胃黏膜病变、
肝硬化并发上消化道溃疡出血
口鼻咽部或呼吸道病变出血
服用铋剂和铁剂
食用动物血等引起的粪便发黑

诊断：内镜检查：血流动力学稳定、充分准备
情况下见有食管或胃曲张静脉出血

诊断EGVB：食管曲张静脉的大小，可分为3度：
Ⅰ度指食管腔内注气时曲张静脉塌陷消失者；
Ⅱ度指介于Ⅰ度和Ⅲ度之间者；
Ⅲ度指曲张静脉堵塞管腔者

评估：食管静脉曲张的分级及出血危险性

治疗原则：①建立静脉通道；②抽血查血型交叉和备血600~1200ml，查血常规、
凝血酶原时间，肝功能、肾功能、电解质；③监测生命体征；④留置胃管、导
尿管和行气管插管；⑤补充血容量；⑥控制活动性出血；⑦预防并发症
止血治疗：
1. 药物治疗：血管加压素及其类似物、生长抑素及其类似物(如奥曲肽)，适用于
无法施行内镜治疗或止血失败，或与内镜治疗联合应用：善宁或思他宁；其他
止血药物尚无循证医学证据支持，各种凝血因子、新鲜血小板和维生素K可用
于肝硬化凝血机制障碍者
2. 内镜治疗：EVL和EIS，控制活动性出血和预防再出血的主要措施
3. 气囊填塞：三腔双囊管或四腔双囊管，临时急救措施
4. 放射介入：如(TIPSS)可有效控制出血，但增加肝性脑病危险
5. 外科手术：药物和内镜治疗无效，无法施行TIPSS情况下急诊外科手术(Child-
Pugh C级肝硬化患者不宜施行急诊外科手术，必要时可考虑肝移植)
综合治疗：
1. 补充血容量：中心静脉导管置管和测压，积极液体复苏
2. 预防并发症：保护气道、预防感染、预防肝性脑病、保护肾功能，防治水电
解质、代谢紊乱

预防：
初次出血预防：高危人群的筛查和识别
药物治疗：非选择性β受体阻滞剂
再出血的预防：内镜治疗：EVL和EIS
药物治疗：非选择性β受体阻滞剂
放射介入和外科手术：Child-Pugh A、B级肝硬化患者可采用手
术，C级考虑肝移植，无手术条件，可先行TIPSS

第二十节　急性非静脉曲张性上消化道出血诊治流程

呕血、黑便、头晕面色苍白、心率增快、血压降低等周围循环衰竭征象 →→ 急性上消化道出血诊断基本成立

内镜检查无食管胃底静脉曲张，上消化道有出血病灶 →→ 确诊 ANVUGIB

ANVUGIB 病因诊断：
1. 消化性溃疡、上消化道肿瘤、应激性溃疡、急慢性上消化道黏膜炎症常见，其他少见
2. 关键—内镜检查：上消化道黏膜病变，出血24~48小时内进行，血流动力学不稳定者禁忌
3. 内镜检查阴性：①仍有活动性出血：急诊行选择性腹腔动脉或肠系膜动脉造影，必要时栓塞止血治疗；②出血停止、病情稳定可作胃肠钡剂造影或放射性核素扫描；③小肠镜检查；④剖腹探查

鉴别：
口鼻咽部或呼吸道病变出血吞入食管
服用铋剂和铁剂
食用动物血等引起的粪便发黑
可疑患者行胃液、呕吐物或粪便隐血试验

ANVUGIB 定性诊断：直视下活组织检查，明确诊断：炎症、溃疡、恶性肿瘤

出血严重度与预后判断：
化验检查：胃液或呕吐物或粪便隐血试验；Hb、RBC、Hct、凝血功能、Cr、BuN、肝功能、肿瘤标记物
失血量的判断：大量出血(急性循环衰竭，出血1000ml以上，血容量减少20%以上)、显性出血(呕吐黑便，不伴循环衰竭)、隐性出血(粪隐血试验阳性)
活动性出血的判断：患者症状好转、脉搏计血压稳定、尿量足($>30ml/h$)提示出血停止
活动性出血：①呕吐或黑便次数增多，呕吐物呈鲜红色或排出暗红色便，或伴有肠鸣音活跃；②经快速输液输血，周围循环衰竭的表现未见明显改善，或虽暂时好转而又恶化，CVP 仍有波动，稍稳定又再下降；③RBC、Hb、Hct 继续下降，网织红细胞计数持续增高；④补液与尿量足够的情况下，血尿素氮持续或再次增高；⑤胃管抽出物有较多新鲜血。
内镜检查判断：基底有血凝块、血管显露易再出血，行 Forrest 分级预后评估；病情严重程度分级：轻中重
Rockall 评分系统分级：　积分≥5 者为高危，3~4 分为中危，0~2 分为低危

ANVUGIB 治疗：
出血征象的监测：临床体征、动态实验室检查
液体复苏：建立通道
　　　　　液体种类和输液量：等渗葡萄糖液、生理盐水、平衡液、血浆、全血或其他血浆代用品。
　　　　　血管活性药物：前提：补足液体
止血措施：内镜下止血：首选
　　　　　抑酸药物：质子泵抑制剂(PPI)和组胺 H_2 受体拮抗剂(H_2RA)：如洛赛克、西咪替丁
　　　　　止血药物：维生素 K1、止血芳酸、云南白药、冰冻去甲肾上腺素 (去甲肾上腺素8mg，加入冰生理盐水 100~200ml)
　　　　　选择性血管造影及栓塞治疗
　　　　　手术治疗：诊断明确药物和介入治疗无效，诊断不明确无禁忌证，可考虑手术治疗

治疗原发病

第二十一节　急性重症胰腺炎诊治流程

① 病史：腹痛为主
② 体征：上腹部压痛、反跳痛，肌紧张、腹胀、肠鸣音减弱或消失，腹部包块、Grey-Turner征、Cullen征
③ 实验室检查：低钙血症等
④ 影像学：增强CT、B超、腹腔穿刺

—是→

诊断为急性胰腺炎

① 脏器功能障碍
② 出现坏死、脓肿或假性囊肿等局部并发症
③ 以上两者兼有
④ APACHE Ⅱ评分≥8分

分级：
Ⅰ级：无脏器功能障碍
Ⅱ级：伴有脏器功能障碍
Ⅲ级：暴发性急性胰腺炎(72小时内复苏)

←是—

伴有上述表现之一诊断：重症急性胰腺炎

若：72小时内经正规非手术治疗(包括充分液体复苏)仍出现脏器功能障碍

治疗　　暴发性急性胰腺炎

急性反应期：发病至2周，可有休克、呼吸功能障碍，肾功能障碍和脑病等并发症
病因治疗：　胆源性：鉴别有无梗阻病变：①纤维十二指肠镜下行Oddi括约肌切开取石及鼻胆管引流；②联合腹腔镜胆囊切除、开腹手术(胆囊切除、胆总管探查)；③ERCP
高血脂性：高血脂、脂肪肝、家族型高血脂：甘油三酯>11.3mmol/L，低分子肝素+胰岛素，血脂吸附和血浆置换。
酒精性：减少胰液和胃酸分泌，改善十二指肠酸化状态、缓解Oddi括约肌痉挛
其他病因：高钙性急性胰腺炎，行降钙和手术处理甲状旁腺等。
非手术治疗：①液体复苏、维持水电解质平衡、加强监护治疗；②胰腺休息疗法：禁食、胃肠减压、抑酸抑酶等治疗；③预防性抗生素应用：G-菌和厌氧菌为主；④镇静、解痉、止痛处理；⑤中药生大黄15g，胃管内灌注或直肠内滴注；⑥营养支持：肠外过渡到肠内(鼻空肠管输注法)
早期识别暴发性急性胰腺炎和腹腔间隔室综合征：根据病情行腹腔穿刺置管引流、减压或解除梗阻手术等
坏死感染者应中转手术治疗：胰腺感染坏死组织清除术及小网膜腔引流加灌洗，胆总管引流、空肠营养性造瘘，切口部分敞开

全身感染期：发病2周至2个月，全身细菌感染、深部真菌感染或双重感染为主
①细菌培养及药敏选择敏感的抗生素；②明确感染灶所在部位：CT，积极手术处理；③深部真菌感染，抗真菌药；④导管相关性感染；⑤全身支持治疗，维护脏器功能和内环境稳定；⑥空肠营养支持；⑦处理消化道瘘：三腔管低负压持续灌洗引流，结肠瘘行近端失功能性造瘘；⑧处理术后创口出血

残余感染期：发病2~3个月以后，全身营养不良，存在后腹膜或腹腔内残腔，常伴有消化道瘘
①造影明确感染残腔的部位、范围及毗邻关系；②强化全身支持疗法，加强营养支持，改善营养状况，必要时采用空肠营养；③残腔扩创引流

处理局部并发症：①急性液体积聚；②胰腺及胰周组织坏死；③急性胰腺假性囊肿；④胰腺脓肿

第二十二节　重症患者肠内营养支持流程

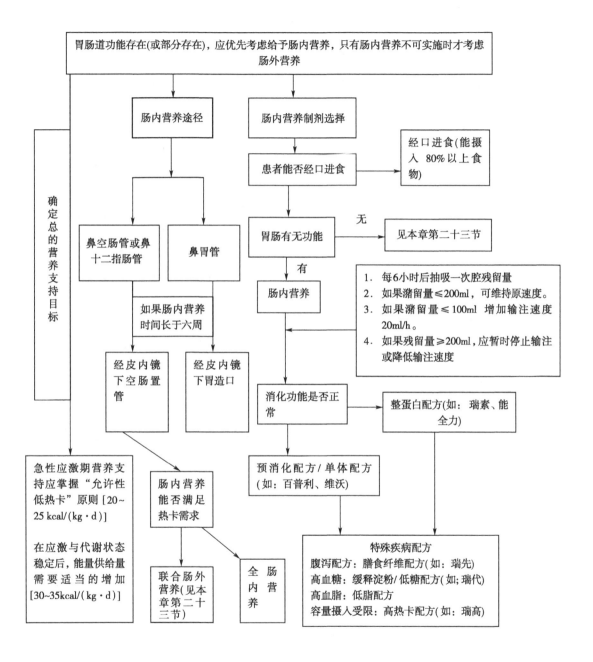

表2-49　肠内营养制剂主要成分

	能量 kcal/1000ml	蛋白质 g/L	脂肪 g/L	碳水化合物 g/L	特点
安素	1000	35	35	137	整蛋型肠内营养制剂粉剂
瑞素	1000	38	34	138	整蛋型肠内营养制剂
瑞代	900	34	32	120	缓释淀粉为碳水化合物来源，适用于糖尿病及应激性高血糖病人
瑞先	1500	56	58	188	含膳食纤维
端能	1300	58.5	72	104	高脂肪、高能量、低碳水化合物，癌症病人的肠内营养，含有ω-3脂肪酸、维生素A、C、E，能改善免疫功能
瑞高	1500	75	58	170	高蛋白、高能量、易于消化的脂肪，适用于液体入量受限的病人
百普力	1000	40	10	188	短肽型（含有一定量氨基酸）
能全力	1000（1cal/ml）	40	39	123	整蛋白制剂多种规格：0.75kcal/ml、1kcal/ml、1.5kcal/ml
能全素	1000	40	39	123	整蛋白制剂粉剂
益菲佳	1500	63	92	105	高能量高脂肪低糖营养配方，适用于COPD、呼吸衰竭病人
益力佳	1000	42.5	54.4	85	高纤维、低糖营养配方，适用于糖尿病及应激性高血糖病人
维沃	1000	38.3	2.78	205.67	氨基酸型肠内营养制剂

第二十三节　重症患者肠外营养支持流程

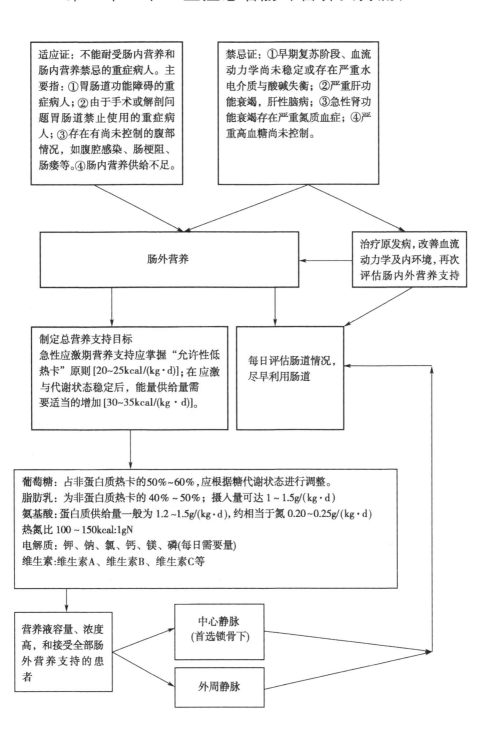

表 2-50 氨基酸注射液

名称	含氮量	渗透压	特点
8.5% 乐凡命 Novarnin	14g/L	约 810mOsm	18 种平衡氨基酸
11.4% 乐凡命 Novarnin	18g/L	约 1130mOsm	18 种平衡氨基酸
绿支安（aminic）	15.2g/L		18 种 BCAA 35.9%，EAA/NEAA = 1.7
氨复命 15-HBC	9.75g	620mOsm/L	15 种氨基酸，高支链氨基酸（45%）pH 6.5，碱性氨基酸采用醋酸或游离碱，可减少产生代谢性酸中毒
氨复命 14S	12.2g	1100mOsm/L	14 种氨基酸，必需氨基酸/非必需氨基酸 = 1:1，含 5% 山梨醇，pH 5.5-7.6
5.6% 肾病 AA	6.7g/L		8 种必需氨基酸（EAA）
肾必安复方氨基酸 9R	6.8g		9 种氨基酸，适用于肾功能不全者，可纠正体内必需氨基酸不足
支链 AA（3AA）	3.6g/L		亮氨酸，异亮氨酸，缬氨酸
安平 10% 复方氨基酸注射液（Aminoplasmal）	15.3g	875mOsm	含有 20 种左旋结构氨基酸，满足肝功能衰竭状态下的特殊代谢需要
力太	3.87g	921mOsm	丙氨酰-谷氨酰胺

表 2-51 脂肪乳剂注射液

产品名称	浓度	总能量 kcal/L	pH 值	渗透压 mOsm/（kg·H_2O）
英脱利匹特 Intralipid	20%	2000	6.0~8.5	350
英脱利匹特 Intralipid	30%	3000	6.0~9.0	310
力能 Lipovenis C6-24	20%	1950	6.5~8.7	273
力保肪宁 Lipofundin MCT/LCT	20%	1908	6.5~8.5	380
尤文（ω-3 鱼油脂肪乳）	10%	1120	7.5~8.7	308~376

第二十四节　导管相关感染诊断流程

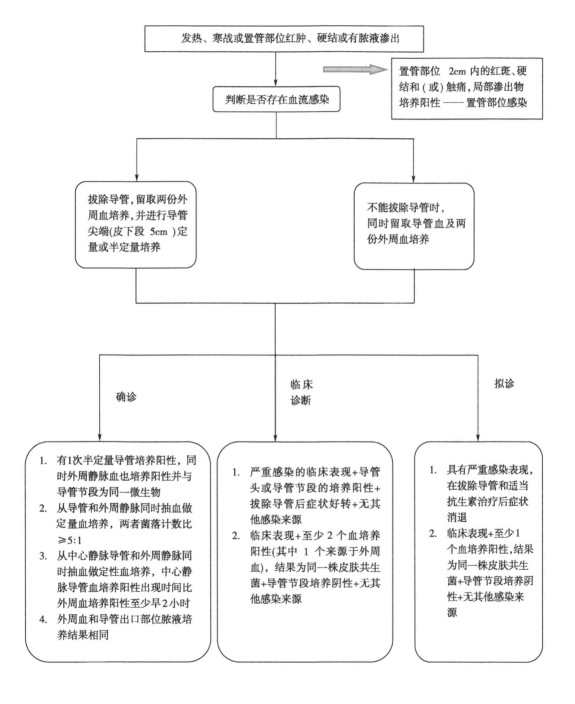

发热、寒战或置管部位红肿、硬结或有脓液渗出

置管部位 2cm 内的红斑、硬结和（或）触痛，局部渗出物培养阳性——置管部位感染

判断是否存在血流感染

拔除导管，留取两份外周血培养，并进行导管尖端(皮下段 5cm)定量或半定量培养

不能拔除导管时，同时留取导管血及两份外周血培养

确诊

1. 有1次半定量导管培养阳性，同时外周静脉血也培养阳性并与导管节段为同一微生物
2. 从导管和外周静脉同时抽血做定量血培养，两者菌落计数比≥5:1
3. 从中心静脉导管和外周静脉同时抽血做定性血培养，中心静脉导管血培养阳性出现时间比外周血培养阳性至少早2小时
4. 外周血和导管出口部位脓液培养结果相同

临床诊断

1. 严重感染的临床表现+导管头或导管节段的培养阳性+拔除导管后症状好转+无其他感染来源
2. 临床表现+至少 2 个血培养阳性(其中 1 个来源于外周血)，结果为同一株皮肤共生菌+导管节段培养阴性+无其他感染来源

拟诊

1. 具有严重感染表现，在拔除导管和适当抗生素治疗后症状消退
2. 临床表现+至少1个血培养阳性，结果为同一株皮肤共生菌+导管节段培养阴性+无其他感染来源

第二十五节　侵袭性真菌感染诊治流程

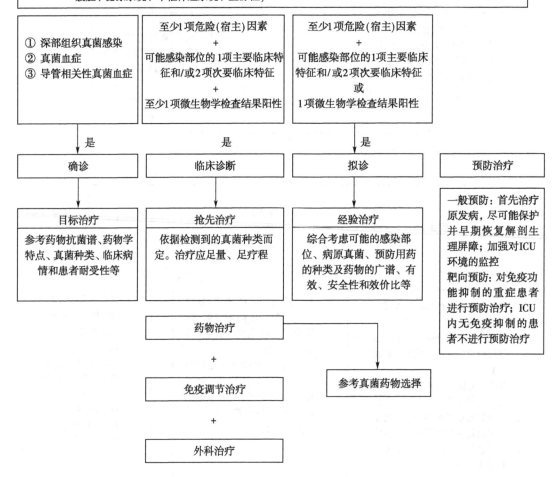

危险(宿主)因素：

无免疫功能抑制的患者：①患者因素：老年、疾病状态，存在念珠菌定植；②治疗相关性因素：侵入性操作、药物治疗、高危腹部外科手术

存在免疫功能抑制的患者：① 存在免疫功能抑制的证据；② 高危的实体器官移植受者；③ 满足上述无免疫功能抑制的患者中所述的任意一条危险因素

临床特征：

主要特征：存在相应部位感染的特殊影像学改变的证据

次要特征：满足下述可疑感染部位的相应症状、体征，至少1项支持感染的实验室证据3项中的2项(呼吸系统、腹腔、泌尿系统、中枢神经系统、血源性)

① 深部组织真菌感染
② 真菌血症
③ 导管相关性真菌血症

至少1项危险(宿主)因素
+
可能感染部位的1项主要临床特征和/或2项次要临床特征
+
至少1项微生物学检查结果阳性

至少1项危险(宿主)因素
+
可能感染部位的1项主要临床特征和/或2项次要临床特征
或
1项微生物学检查结果阳性

是　　　是　　　是

确诊　　　临床诊断　　　拟诊　　　预防治疗

目标治疗

参考药物抗菌谱、药物学特点、真菌种类、临床病情和患者耐受性等

抢先治疗

依据检测到的真菌种类而定。治疗应足量、足疗程

经验治疗

综合考虑可能的感染部位、病原真菌、预防用药的种类及药物的广谱、有效、安全性和效价比等

一般预防：首先治疗原发病，尽可能保护并早期恢复解剖生理屏障；加强对ICU环境的监控

靶向预防：对免疫功能抑制的重症患者进行预防治疗；ICU内无免疫抑制的患者不进行预防治疗

药物治疗
+
免疫调节治疗
+
外科治疗

参考真菌药物选择

真菌药物选择

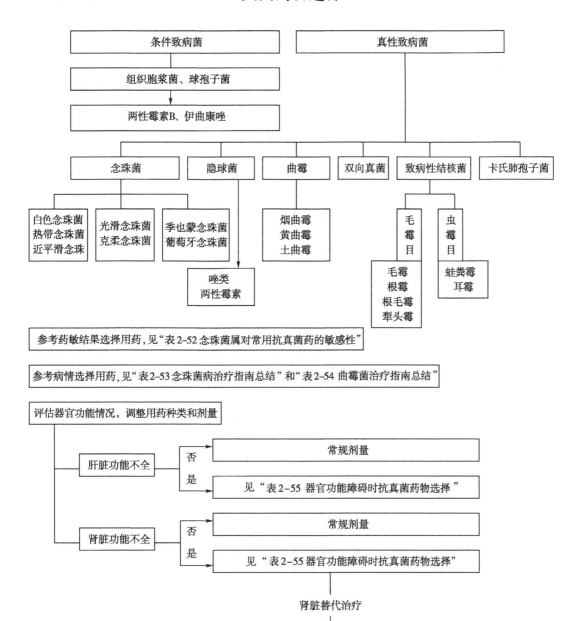

参考药敏结果选择用药,见"表2-52念珠菌属对常用抗真菌药的敏感性"

参考病情选择用药,见"表2-53念珠菌病治疗指南总结"和"表2-54曲霉菌治疗指南总结"

评估器官功能情况,调整用药种类和剂量

肝脏功能不全 —— 否 —— 常规剂量
　　　　　　　 —— 是 —— 见"表2-55器官功能障碍时抗真菌药物选择"

肾脏功能不全 —— 否 —— 常规剂量
　　　　　　　 —— 是 —— 见"表2-55器官功能障碍时抗真菌药物选择"

肾脏替代治疗

见"表2-56肾脏替代治疗时药物剂量调整"

表2-52　念珠菌属对常用抗真菌药的敏感性

菌种	氟康唑	伊曲康唑	伏立康唑	泊沙康唑	氟胞嘧啶	两性霉素B	棘白菌素类
白色念珠菌	S	S	S	S	S	S	S
热带念珠菌	S	S	S	S	S	S	S
近平滑念珠菌	S	S	S	S	S	S	S~R
光滑念珠菌	S-DD~R	S-DD~R	S-DD~R	S-DD~R	S	S~I	S
克柔念珠菌	R	S-DD~R	S	S	I~R	S~I	S
葡萄牙念珠菌	S	S	S	S	S	S~R	S

注：I：中介；R：耐药；S：敏感；S-DD：剂量依赖性敏感。本表翻译自《美国感染病学会临床实用指南》

表2-53　念珠菌病治疗指南

病情或治疗分组	治疗	
	首选	可选
念珠菌血症		
非粒细胞缺乏成人	棘白菌素类首选 氟康唑替代，用于非重症患者，非氟康唑耐药念珠菌感染［首日800mg（12mg/kg），以后每日400mg（6mg/kg）］	两性霉素B含脂制剂（每日3~5mg/kg）；或两性霉素B去氧胆汁酸盐（每日0.5~1.0mg/kg）；或伏立康唑［首日2次，每次400mg（6mg/kg），然后每日2次，每次200mg（3mg/kg）］
粒细胞缺乏患者	棘白菌素类或两性霉素B含脂制剂（每日3~5mg/kg）	氟康唑［首日800mg（12mg/kg），以后每日400mg（6mg/kg）］；或伏立康唑［首日2次，每次400mg（6mg/kg），以后每日2/次，每次200mg（3mg/kg）］
疑为念珠菌病经验性抗真菌治疗		
非粒细胞缺乏患者	治疗同念珠菌血症	两性霉素B含脂制剂（每日3~5mg/kg）或两性霉素B去氧胆汁酸盐（每日0.5~1.0mg/kg）
粒细胞缺乏患者	两性霉素B含脂制剂（每日3~5mg/kg），卡泊芬净（首日70mg，以后每日50mg），或伏立康唑［首日2次，每次400mg（6mg/kg），以后每日2次，每次200mg（3mg/kg）］	氟康唑［首剂800mg（12mg/kg），以后每日400mg（6mg/kg）］；或伊曲康唑［每日2次，每次200mg（3mg/kg）］
尿路感染		
无症状膀胱炎	通常不需要治疗，除非高危患者（如新生儿和粒细胞缺乏患者）或进行泌尿系操作	——

续表

病情或治疗分组	治疗	
	首选	可选
症状膀胱炎	氟康唑，每日 200mg（3mg/kg），疗程 2 周	两性霉素 B 去氧胆汁酸盐每日 0.3～0.6mg/kg，治疗 1～7 天，或口服氟胞嘧啶每日 4 次，每次 25mg/kg，疗程 7～10 天
肾盂肾炎	氟康唑每日 200～400mg（3～6mg/kg），疗程 2 周	两性霉素 B 去氧胆汁酸盐每日 0.5～0.7mg/kg，联合或不联合氟胞嘧啶（每日 4 次，每次 25mg/kg），或单独使用氟胞嘧啶，疗程 2 周
尿路真菌球	手术切除，氟康唑每日 200～400mg（3～6mg/kg），或两性霉素 B 去氧胆汁酸盐每日 0.5～0.7mg/kg，联合或不联合氟胞嘧啶（每日 4 次，每次 25mg/kg）	——
阴道念珠菌病	局部用药，或单剂氟康唑 150mg，治疗单纯念珠菌阴道炎	——
慢性播散性念珠菌病	氟康唑每日 400mg（6mg/kg）两性霉素 B 含脂制剂每日 3～5mg/kg，或两性霉素 B 去氧胆汁酸盐每日 0.5～0.7mg/kg 可用来治疗严重或复发性患者；病情稳定后可改氟康唑	棘白菌素类治疗数周后序贯氟康唑
念珠菌骨关节感染		
骨髓炎	氟康唑每日 400mg（6mg/kg），疗程 6～12 个月，或两性霉素 B 含脂制剂每日 3～5mg/kg，数周，然后氟康唑每日 400mg，治疗 6～12 个月	棘白菌素类或两性霉素 B 去氧胆汁酸盐每日 0.5～1mg/kg，治疗数周后，继续氟康唑每日 400mg 治疗 6～12 个月
化脓性关节炎	氟康唑每日 400mg（6mg/kg）治疗至少 6 周，或两性霉素 B 含脂制剂每日 3～5mg/kg，数周后，改氟康唑每日 400mg	棘白菌素类或两性霉素 B 去氧胆汁酸盐每日 0.5～1mg/kg，治疗数周后，继续氟康唑每日 400mg 治疗至疗程结束
中枢神经系统念珠菌感染	两性霉素 B 含脂制剂每日 3～5mg/kg，联合或不联合氟胞嘧啶每日 4 次，每次 25mg/kg，治疗数周，序贯氟康唑每日 400～800mg（6～12mg/kg）	无法耐受两性霉素 B 含脂制剂患者，氟康唑每日 400～800mg（6～12mg/kg）
念珠菌眼内炎	两性霉素 B 去氧胆汁酸盐每日 0.7～1mg/kg，联合或不联合氟胞嘧啶每日 4 次，每次 25mg/kg；或氟康唑每日 400～800mg（首剂 12mg/kg，以后 6～12mg/kg）；严重眼内炎或玻璃体炎需要外科手术	两性霉素 B 含脂制剂（每日 3～5mg/kg）；伏立康唑首日 6mg/kg，每日 2 次，以后 3～4mg/kg，每日 2 次）；或棘白菌素类

续表

病情或治疗分组	治疗	
	首选	可选
心血管系统念珠菌感染		
心内膜炎	两性霉素 B 含脂制剂每日 3～5mg/kg，联合或不联合氟胞嘧啶，每日 4 次，每次 25mg/kg；或两性霉素 B 去氧胆汁酸盐每日 0.6～1mg/kg，联合或不联合氟胞嘧啶每日 4 次，每次 25mg/kg；或棘白菌素类	两性霉素 B 含脂制剂（每日 3～5mg/kg）；伏立康唑首日 6mg/kg，每日 2 次，以后 3～4mg/kg，每日 2 次）；或棘白菌素类
心包炎或心肌炎	两性霉素 B 含脂制剂，每日 3～5mg/kg；或氟康唑每日 400～800mg（6～12mg/kg）；或棘白菌素类	病情稳定后，序贯给予氟康唑每日 400～800mg（6～12mg/kg）
化脓性血栓性静脉炎	两性霉素 B 含脂制剂，每日 3～5mg/kg；或氟康唑每日 400～800mg（6～12mg/kg）；或棘白菌素类	病情稳定后，序贯给予氟康唑每日 400～800mg（6～12mg/kg）
起搏器，植入式心脏除颤装置或心室辅助装置感染	两性霉素 B 含脂制剂，每日 3～5mg/kg，联合或不联合氟胞嘧啶，每日 4 次，每次 25mg/kg；或两性霉素 B 去氧胆汁酸盐每日 0.6～1mg，联合或不联合氟胞嘧啶每日 4 次，每次 25mg/kg；或棘白菌素类	分离的念珠菌对氟康唑敏感，并且临床稳定，念珠菌已自血液中清除，序贯给予氟康唑每日 400～800mg（6～12mg/kg）
新生儿念珠菌感染	两性霉素 B 去氧胆汁酸盐每日 1mg/kg；或氟康唑每日 12mg/kg 疗程 3 周	两性霉素 B 含脂制剂每日 3～5mg/kg
呼吸道分泌物分离到念珠菌属	不推荐治疗	
非生殖系统皮肤黏膜念珠菌病	克霉唑锭剂每日 5 次，每次 10mg；制霉菌素混悬液或片剂每日 4 次；或氟康唑每日 100～200mg	伊曲康唑口服液每日 200mg；或泊沙康唑混悬液每日 400mg；或伏立康唑每日 2 次，每次 200mg；或两性霉素 B 口服混悬液；静脉使用棘白菌素类或两性霉素 B 去氧胆汁酸盐每日 0.3mg/kg
口咽部念珠菌病	氟康唑每日 200～400mg（3～6mg/kg）；或棘白菌素类；或两性霉素 B 去氧胆汁酸盐每日 0.3～0.7mg/kg	伊曲康唑口服液每日 200mg；或泊沙康唑混悬液每日 2 次，每日 400mg；或伏立康唑每日 2 次，每次 200mg

成人棘白菌素类剂量：阿尼芬净首日 200mg，以后每日 100mg；卡泊芬净首日 70mg，以后每日 50mg，米卡芬净每日 100mg；心内膜炎或其他心血管系统感染的患者，需要大剂量棘白菌素类（如卡泊芬净每日 50～150mg，米卡芬净每日 100～150mg，或阿尼芬净每日 100～200mg）

表 2-54 曲霉菌治疗指南

感染类型	治疗		备注
	首选	备选	
侵袭性肺曲霉病	伏立康唑（第 1 天 6mg/kg iv q12h，随后 4mg/kg iv q12h；口服剂量为 200mg q12h）	L - AMB（3 ~ 5mg/(kg·d) iv），卡泊芬净（首天 70mg iv，继以 50mg/d iv），米卡芬净（100 ~ 150mg/d iv;），泊沙康唑（初始剂量 200mg qid，病情稳定后改为 400mg bid po），伊曲康唑（剂量依不同剂型而定）	由于缺乏临床资料，不推荐常规初始联合用药；个例患者可加用或改为其他抗真菌药作为补救治疗；小儿患者：伏立康唑每次 5 ~ 7mg/kg iv q12h；卡泊芬净每日 50mg/m^2；阿尼芬净临床经验有限；泊沙康唑的小儿剂量尚未确定
侵袭性鼻窦曲霉病	与侵袭性肺曲霉病相似	与侵袭性肺曲霉病相似	与侵袭性肺曲霉病相似
支气管曲霉病	与侵袭性肺曲霉病相似	与侵袭性肺曲霉病相似	与侵袭性肺曲霉病相似
慢性坏死性肺曲霉病（亚急性侵袭性肺曲霉病）	与侵袭性肺曲霉病相似	与侵袭性肺曲霉病相似	由于慢性坏死性肺曲霉病疗程长达数月，故宜选伏立康唑或伊曲康唑口服，而非静脉给药
中枢神经系统曲霉病	与侵袭性肺曲霉病相似	与侵袭性肺曲霉病相似	在所有侵袭性曲霉病中中枢神经系统感染的病死率最高；注意与抗癫痫药的药物互相作用
心脏曲霉感染（心内膜炎、心包炎和心肌炎）	与侵袭性肺曲霉病相似	与侵袭性肺曲霉病相似	曲霉所致心内膜损伤需外科治疗；曲霉心包炎通常需行心包切除术
曲霉骨髓炎和脓毒性关节炎	与侵袭性肺曲霉病相似	与侵袭性肺曲霉病相似	外科切除死骨或软骨至关重要
曲霉眼部感染（眼内炎和角膜炎）		与侵袭性肺曲霉病相似；棘白菌素的临床资料很少	全身治疗可能对曲霉眼内炎有利；对所有类型眼部感染均推荐眼科干预；对角膜炎推荐局部治疗
皮肤曲霉病	与侵袭性肺曲霉病相似	与侵袭性肺曲霉病相似	若可行，推荐外科切除
曲霉腹膜炎	与侵袭性肺曲霉病相似	与侵袭性肺曲霉病相似	若可行，推荐外科切除

续表

感染类型	治疗		备注
	首选	备选	
经验治疗和先发治疗	与侵袭性肺曲霉病相似	经验治疗：L－AMB（3mg/（kg·d）iv），卡泊芬净（首日 70mg iv，继以 50mg/d iv），伊曲康唑（200mg/d iv 或 200mg bid 口服），伏立康唑（首日 6mg/kg iv q12h，继以 3mg/kg iv q12h；口服 200mg q12h）	在具有侵袭性真菌感染证据的高危人群中（如肺部渗出或 GM 试验阳性），先发治疗是经验治疗的合理延伸
侵袭性曲霉病的预防	泊沙康唑（200mg q8h）	伊曲康唑（最初 2 天 200mg q12h iv，继以 200mg/d iv）或伊曲康唑（200mg 口服 q12h）；米卡芬净（50mg/d）	高危患者（GVHD、AML 和 MDS 伴粒细胞缺乏患者）预防应用泊沙康唑有效
曲霉球	不治疗或外科切除	伊曲康唑或伏立康唑；与侵袭性肺曲霉病相似	曲霉球的药物治疗作用未定；AMB 对于空洞的穿透力甚微，而伊曲康唑穿透性良好
慢性空洞型肺曲霉病	伊曲康唑或伏立康唑	与侵袭性肺曲霉病相似	绝大部分患者罹患先天性免疫缺陷；可能需长期治疗；外科切除可导致严重并发症；IFNγ 治疗有反应
过敏性支气管肺曲霉病	伊曲康唑	口服伏立康唑（200mg q12h 口服）或泊沙康唑（400mg bid 口服）	糖皮质激素是治疗的基石；伊曲康唑可减少激素的用量
过敏性曲霉鼻窦炎	无需治疗或伊曲康唑	缺乏其他药物的资料	——

注：本表翻译自《美国感染病学会临床实用指南》

表 2-55　器官功能障碍时抗真菌药物选择

1. 肝脏功能不全时的药物选择和剂量调整

唑类药物——密切监测肝功能

　　转氨酶轻度升高但无明显肝功能不全的临床表现，可密切监测下继续用药

　　转氨酶升高达正常 5 倍以上并出现肝功能不全的临床表现时，应考虑停药

伊曲康唑——

　　用于肝硬化患者时，清除半衰期会延长，应考虑调整剂量

　　对转氨酶明显升高、有活动性肝病或出现过药物性肝损伤的患者应慎用

伏立康唑——

　　轻度和中度肝功能不全者，可在密切监测肝功能情况下使用

卡泊芬净——

　　轻度肝功能障碍，不需减量

　　中度肝功能障碍，减量至 35mg/d

2. 肾脏功能不全时的药物选择和剂量调整

氟康唑——

　　肌酐清除率 >50ml/min 时，无需调整用药

　　肌酐清除率 <50ml/min 时，剂量减半

伊曲康唑——

　　肌酐清除率 <30ml/min 时，不推荐静脉给药

　　口服液生物利用度（ >53% ）较胶囊高，空腹服用可提高生物利用度

伏立康唑——

　　肌酐清除率 <50ml/min 时，不推荐静脉给药

　　口服制剂生物利用度高（ >95% ）

卡泊芬净——

　　主要在肝脏代谢，肾功能障碍时无需调整药量

两性霉素 B——

　　延长给药时间可增加耐受性，减少肾毒性

　　尽量避免合并应用有肾损性的药物

　　停药后数日至数月后，肾功能损害可逐步恢复，永久性的肾衰竭少见

表 2-56　肾脏替代治疗时药物剂量调整

药物名称	CVVH	CVVHD 或 CVVHDF	IHD
氟康唑	200 ~ 400mg，q24h	400 ~ 800mg，q24h	每次血液透析后给药
伏立康唑	4mg/kg，口服 q12h	4mg/kg，口服 q12h	
伊曲康唑	–	–	血透前给药
卡泊芬净	无需调整		
两性霉素 B			
两性霉素 B 脱氧胆酸盐	0.4 ~ 1.0mg/kg，q12h	0.4 ~ 1.0mg/kg，q12h	
两性霉素脂质体复合物	3 ~ 5mg/kg，q24h	3 ~ 5mg/kg，q24h	
两性霉素 B 脂质体	3 ~ 5mg/kg，q24h	3 ~ 5mg/kg，q24h	

　　注：CVVH：持续静脉-静脉血液滤过

　　CVVHD：持续静脉-静脉血液透析

　　CVVHDF：持续静脉-静脉血液滤过透析

　　IHD：间歇性血液透析

　　CVVH、CVVH 或 CVVHDF 时，置换液、透析液均为 1L/h

第二十六节　脊髓损伤诊治流程

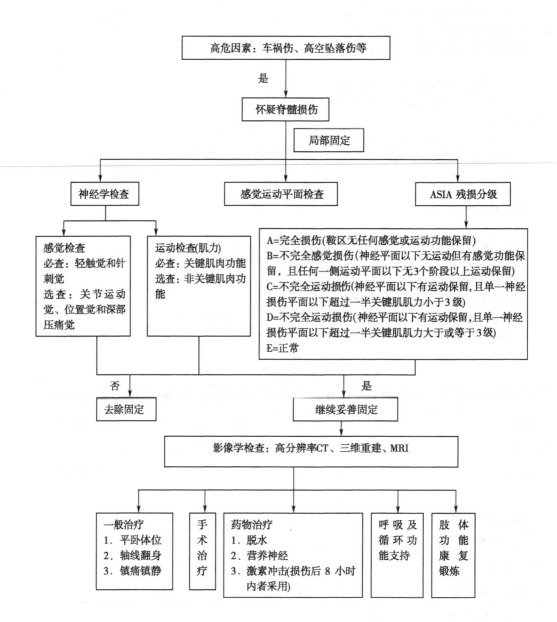

第二十七节 百草枯中毒诊治流程

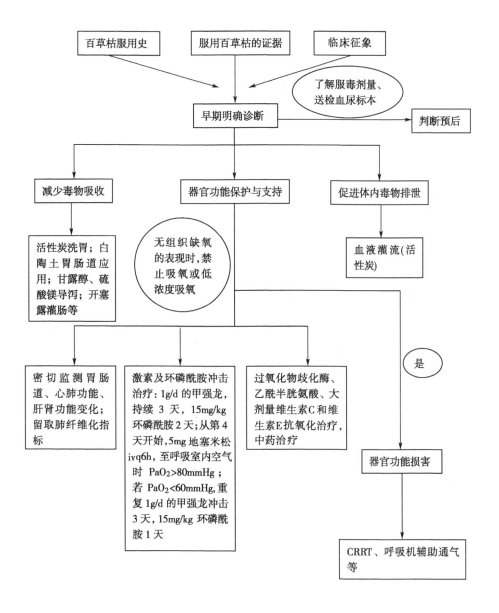

第二十八节　重症患者镇静镇痛流程

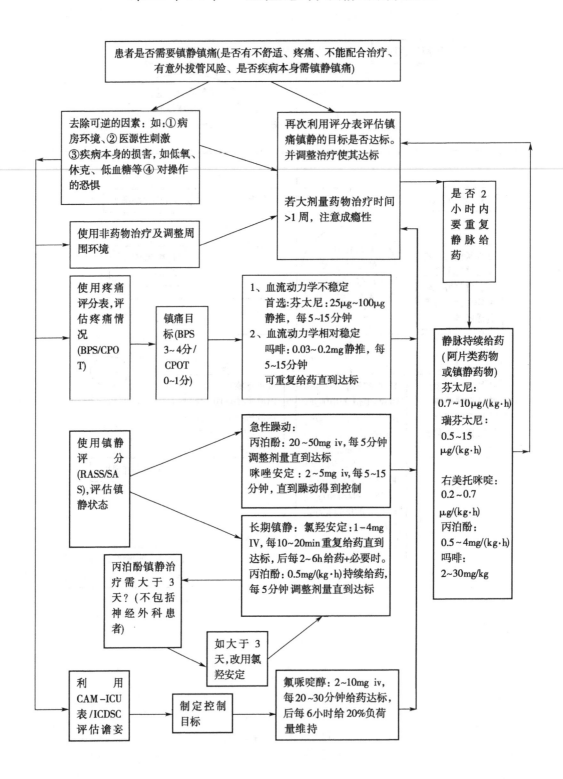

第二十九节　血气分析流程

① 判断血气检测设备和标本的可靠性
根据血气中 PCO_2 、HCO_3^- 计算出 H^+ 浓度
$[H^+] = 24 \times PCO_2 / [HCO_3^-]$
判断计算出的 H^+ 浓度与测得 pH 是否匹配

② 判断是否存在酸血症/碱血症
pH > 7.45 碱血症　　pH < 7.35 酸血症

③ 判断原发是呼吸还是代谢紊乱

	pH	$PaCO_2$
酸中毒		
呼吸性	↓	↑
代谢性	↓	↓
碱中毒		
呼吸性	↑	↓
代谢性	↑	↑

pH	$[H^+]$ (mmol/L)
7.00	100
7.05	89
7.10	79
7.15	71
7.20	63
7.25	56
7.30	50
7.35	45
7.40	40
7.45	35
7.50	32
7.55	28
7.60	25
7.65	22

④ 针对原发异常是否产生适当代偿

酸碱平衡紊乱	代偿公式	代偿极限
代谢性酸中毒	$PaCO_2 = (1.5 \times HCO_3^-) + 8 \pm 2$	10mmHg
代谢性碱中毒	$PaCO_2 = (0.7 \times HCO_3^-) + 21 \pm 1.5^*$	55mmHg
急性呼吸性酸中毒	$HCO_3^- = [(PaCO_2 - 40)/10] + 24$	30mmol/L
慢性呼吸性酸中毒	$HCO_3^- = [(PaCO_2 - 40)/3] + 24$	45mmol/L
急性呼吸性碱中毒	$HCO_3^- = 24 - [(40 - PaCO_2)/5]$	18mmol/L
慢性呼吸性碱中毒	$HCO_3^- = 24 - [(PaCO_2 - 40)/2]$	12~15mmol/L

*当 $HCO_3^- > 40$ mmol/L 时，用公式 $PaCO_2 = (0.75 \times HCO_3^-) + 19 \pm 7.5$

⑤ 计算 AG 值
$AG = [Na^+] - [Cl^-] - [HCO_3^-] = 12 \pm 2$ (正常值)
判断是否存在高 AG 代谢性酸中毒
> 20 高 AG 代谢性酸中毒

⑥ 进一步判断合并的酸碱代谢紊乱
估算 HCO_3^- 值 = $\triangle$ AG + $[HCO_3^-]$ 测定值
= (AG 测定值 − AG 正常值) + $[HCO_3^-]$ 测定值
> 26　　　　　提示原发代谢性碱中毒
< 22　　　　　提示非高 AG 代谢性酸中毒

注：注意结合病史判断

91

第三十节　重症患者胸片阅读流程

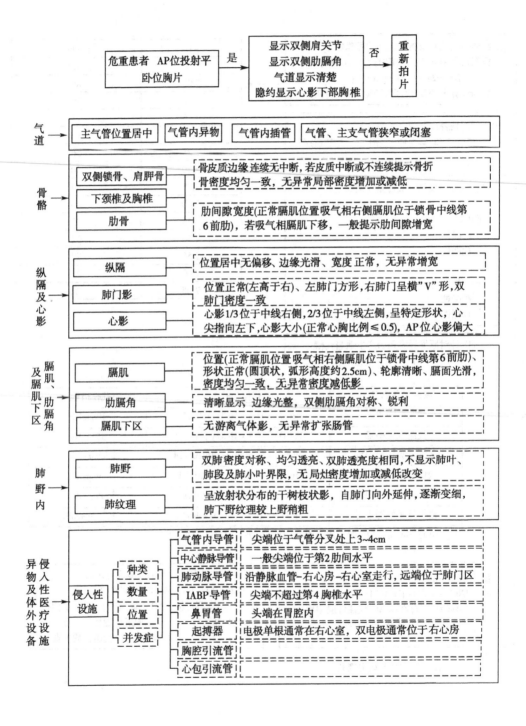

第三十一节　重症患者查房流程

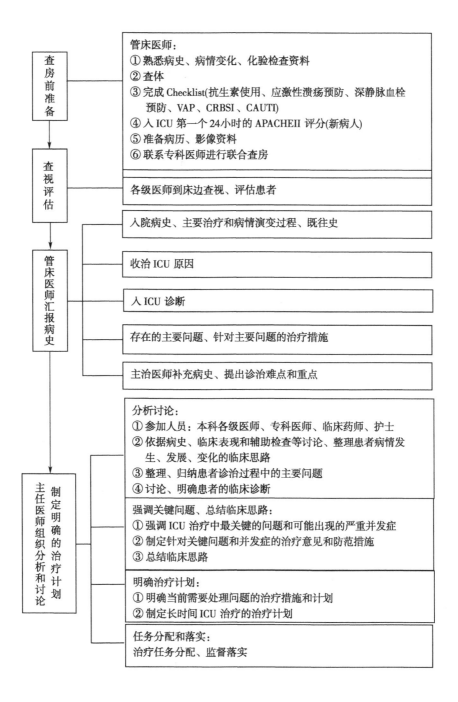

管床医师：
① 熟悉病史、病情变化、化验检查资料
② 查体
③ 完成 Checklist(抗生素使用、应激性溃疡预防、深静脉血栓预防、VAP、CRBSI、CAUTI)
④ 入 ICU 第一个 24 小时的 APACHEII 评分(新病人)
⑤ 准备病历、影像资料
⑥ 联系专科医师进行联合查房

查房前准备

各级医师到床边查视、评估患者

查视评估

入院病史、主要治疗和病情演变过程、既往史

收治 ICU 原因

入 ICU 诊断

存在的主要问题、针对主要问题的治疗措施

主治医师补充病史、提出诊治难点和重点

管床医师汇报病史

分析讨论：
① 参加人员：本科各级医师、专科医师、临床药师、护士
② 依据病史、临床表现和辅助检查等讨论、整理患者病情发生、发展、变化的临床思路
③ 整理、归纳患者诊治过程中的主要问题
④ 讨论、明确患者的临床诊断

强调关键问题、总结临床思路：
① 强调 ICU 治疗中最关键的问题和可能出现的严重并发症
② 制定针对关键问题和并发症的治疗意见和防范措施
③ 总结临床思路

明确治疗计划：
① 明确当前需要处理问题的治疗措施和计划
② 制定长时间 ICU 治疗的治疗计划

任务分配和落实：
治疗任务分配、监督落实

主任医师组织分析和讨论

制定明确的治疗计划

第三十二节　重症患者每日检查表单流程

- **评估**
  - □ APACHE Ⅱ 评分　□ APACHE Ⅲ 评分
  - □ MODS 评分　□ SOFA 评分　□ TISS 评分
  - □ 转出 ICU　□ 能　□ 否
- **镇静镇痛**　□ 有　□ 无
  - □ 镇静　□ 镇痛　□ 肌松
  - □ 计划镇静　□ 每日唤醒
- **机械通气**　□ 有　□ 无
  - □ 无创　□ 有创　□ 气管插管　□ 气管切开
  - □ 潮气量　□ 气道平台压
  - □ 肺复张 + PEEP　□ SBT
  - □ 声门下吸引　□ 床头抬高 30℃
  - □ VAP 预防 bundle
- **感染和抗菌药物应用**
  - □ 感染　□ 有　□ 无
  - □ 感染部位　□ 感染病原菌
  - □ 抗菌药物剂量及疗程
- **血流动力学和组织灌注**
  - □ 休克　□ 有　□ 无
  - □ 液体复苏　□ 有　□ 无
  - □ SSC bundle
  - □ 血流动力学监测　□ 有　□ 无
  - □ CVP　□ PAWP　□ CO
  - □ 血管活性药　□ 有　□ 无
    - □ 多巴胺　□ 多巴酚丁胺
    - □ 去甲肾上腺素　□ 肾上腺素
    - □ 垂体后叶素
  - □ $ScvO_2$　□ Lac　□ 经皮氧
  - □ 血管活性药物撤离试验
- **机械辅助装置**　□ 有　□ 无
  - □ IABP　□ ECMO
- **肾功能衰竭**　□ 有　□ 无
  - □ 肾脏替代治疗　□ 有　□ 无
  - □ 治疗方式　□ IHD　□ CRRT
    - □ HP　□ PE

- □ 抗凝　□ 无　□ 肝素　□ 低分子肝素
- □ 枸橼酸
- **营养**
  - □ 营养评估
  - □ 是否达到目标营养量　□ 是　□ 否
  - □ 营养途径　□ EN　□ PN　□ EN + PN
  - □ 肠内营养方式　□ 间断　□ 持续
  - □ 营养并发症　□ 有　□ 无
  - □ 胃潴留　□ 有　□ 无
  - □ 肝功能异常　□ 有　□ 无
- **血糖控制**
  - □ 糖尿病　□ 有　□ 无
  - □ 血糖控制目标　7.8 ~ 11.1mmol/L
  - □ 血糖控制方案　□ 有　□ 无
  - □ 胰岛素持续静脉泵入　□ 需要　□ 不需要
- **电解质酸碱平衡紊乱**
  - □ 电解质紊乱　□ 有　□ 无
  - □ 酸碱紊乱　□ 有　□ 无
- **各种导管的维护及感染监控**
  - □ 动脉导管　□ 中心静脉导管
  - □ Swan-Ganz 导管　□ PiCCO 导管
  - □ 双腔血滤管　□ 气管插管
  - □ 气管切开管　□ 导尿管　□ 引流管
  - □ VAP　□ 有　□ 无
  - □ CRBSI　□ 有　□ 无
  - □ CAUTI　□ 有　□ 无
  - □ CRBSI 预防 bundle
- **DVT 预防**　□ 有　□ 无
  - □ DVT 预防 bundle
  - □ 药物预防　□ 物理预防
- **应激性溃疡的预防**　□ 有　□ 无
  - □ 目标胃液 pH　□ ≥4　□ ≥6
- **免疫功能的评价及调整**
  - □ HLA – DR
  - □ 胸腺肽　□ 丙球

第三十三节 重症患者转运流程

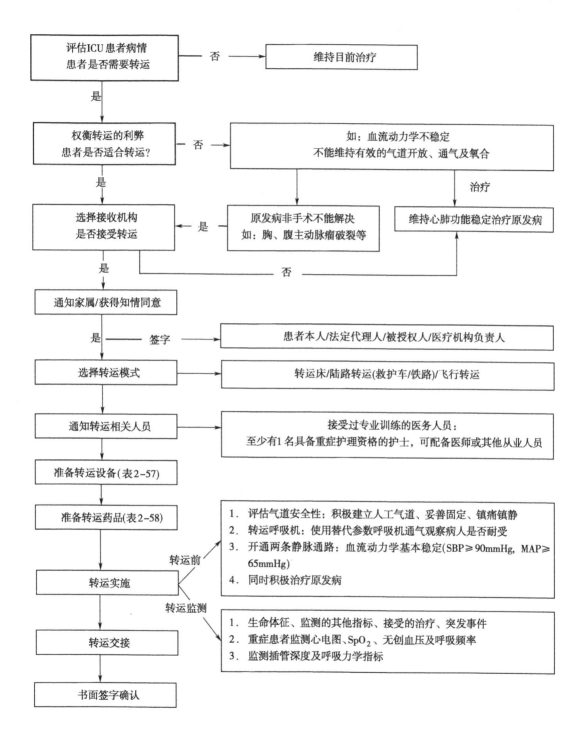

表 2-57 ICU 重症患者转运推荐设备

推荐设备	选配设备
气道管理及通气设备	
鼻导管	环甲膜切开包
鼻咽通气道/口咽通气道	各种型号的储氧面罩
便携式吸引器及各种型号吸引管	多功能转运呼吸机
各种型号的加压面罩	呼气末二氧化碳分压监测器
简易呼吸器	球囊外接可调 PEEP 阀
喉镜（弯镜片 2、3、4 号，备用电池及灯泡）	呼吸机螺旋接头
各种型号的气管插管	呼吸过滤器
开口器	湿热交换器
管芯	胸腔闭式引流设备
牙垫	便携式血气分析仪
舌钳、插管钳（Magil 钳）	
环甲膜穿刺针	
氧气瓶及匹配的减压阀、流量表、扳手	
便携式呼吸机	
听诊器	
润滑剂	
专用固气管导管胶带	
脉搏氧饱和度监测仪	
气胸穿刺针/胸穿包	
循环管理设备	
心电监护仪及电极	动脉穿刺针
袖带式血压计及各种型号的袖带	中心静脉导管包
除颤仪除颤电极板或耦合剂	压力延长管
各种型号的注射器/针	压力传感器
各种型号的静脉留置针	有创压力监测仪
静脉穿刺用止血带	加压输液器
静脉输液器	输液加热器装置
输血器	经皮起搏器
输液泵及微量泵	
三通开关	
皮肤消毒液	
无菌敷料	
其他	
体温计	止血钳/止血带
血糖仪及试纸	创伤手术剪
鼻饲管及胃肠减压装置	外科敷料（海绵，绷带）
约束带	脊柱稳定装置
电筒和电池	转运床
通讯联络设备	

表 2-58　ICU 重症患者转运配置药物

推荐药物	选配药物
静脉输注液体：生理盐水、乳酸钠林格氏液、胶体（塑料袋装）	异丙肾上腺素
肾上腺素	腺苷
阿托品	维拉帕米
多巴胺	美托洛尔
去甲肾上腺素	沙丁胺醇喷雾剂
胺碘酮	甲基强的松龙
利多卡因	肝素
西地兰	甘露醇
速尿	苯巴比妥
硝酸甘油注射剂	苯妥英钠
硝普钠	纳洛酮
氨茶碱	神经肌肉阻滞剂（如司可林、罗库溴铵、维库溴铵）
地塞米松	麻醉性镇痛剂（如芬太尼）
氯化钾	镇静剂（如咪达唑仑、丙泊酚，依托咪酯，氯胺酮）
葡萄糖酸钙	
硫酸镁	
碳酸氢钠	
50% 葡萄糖	
无菌注射用水	
吗啡	
地西泮注射液	

第三十四节　机械通气患者主动活动筛查流程

早期积极主动活动有利于促进机械通气患者呼吸功能恢复、缩短 ICU 和住院时间。对于机械通气患者应进行早期活动，以促进病情恢复。但同时应避免发生活动引起的不良事件。临床实施中，应通过以下流程评估机械通气患者是否适宜活动、评估活动中可能发生不良事件的风险，以选择适宜活动的机械通气患者，并安排合理的活动方式，并开展活动中的监测，保证患者安全。

机械通气过程中，需要通过以下四方面进行评估。其中，●表示发生不良事件的风险低，患者可以活动；▲表示患者存在发生活动不良事件的潜在风险，但活动获得的益处更为突出，故活动前需明确禁忌证注意事项，在临床实施时循序渐进、谨慎小心；■表示患者发生活动不良事件的风险高，除非临床专家评估有实施必要、且有专业医护人员协助，否则不适宜活动。

一、呼吸功能评估（表 2-59）

表 2-59　呼吸功能评估

呼吸功能评估	床上锻炼	下床锻炼
气管插管	●	●
气管切开	●	●
$FiO_2 \leq 0.6$	●	●
$FiO_2 > 0.6$	▲	▲
$SpO_2 \geq 90\%$	●	●
$SpO_2 < 90\%$	▲	■
RR ≤ 30bpm	●	●
RR > 30bpm	▲	▲
高频震荡通气	▲	■
PEEP ≤ 10cmH$_2$O	●	●
PEEP > 10cmH$_2$O	▲	▲
人机不同步	▲	▲
一氧化氮吸入	▲	▲
前列环素	▲	▲
俯卧位	■	■

二、心血管功能评估（表2-60）

表2-60　心血管功能评估

心血管状况评估	床上锻炼	下床锻炼
需静脉用降压药控制的高血压急症	■	■
有低血压的临床表现	▲	■
血管活性药物或机械辅助下仍有低血压	▲	■
无或低水平药物或机械辅助下 MAP 高于正常低限	●	●
中等水平药物或机械辅助下 MAP 高于正常低限	▲	▲
高水平药物或机械辅助下 MAP 高于正常低限	▲	■
确诊或拟诊重度肺动脉高压	▲	▲
心动过缓需药物（如异丙肾上腺素）或置入起搏器治疗	■	■
心动过缓无需药物治疗及起搏器置入	▲	▲
静脉或心外膜起搏器心律，无心动过缓	▲	■
虽植入静脉或心外膜起搏器，但自主心律稳定	●	●
心室率 >150 次/分	▲	■
心室率 120 ~ 150 次/分之间	▲	▲
心室率 <120 次/分	●	●
置入 IABP	●	■
股动静脉或锁骨下动静脉置单腔管行 ECMO 治疗	●	■
单个中心静脉置入单根双腔导管行 ECMO 治疗	●	▲
植入心室辅助装置	●	●
肺动脉导管或其他装置持续监测心排	●	▲
任何原因导致乳酸 >4mmol/L 的休克	▲	▲
确诊或拟诊深静脉血栓/肺栓塞	▲	▲
确诊或拟诊重度主动脉瓣狭窄	●	▲
心肌缺血（胸痛加重或心电图有动态变化）	▲	■

三、神经系统功能评估（表2-61）

表2-61　神经系统功能评估

神经系统功能评估	床上锻炼	下床锻炼
嗜睡、平静、休息不佳（RASS 评分 –1 至 +1 分）	●	●
轻度镇静或烦躁状态（RASS 评分 –2 至 +2 分）	▲	▲
对外界刺激反应差、深度镇静（RASS 评分 < –2 分）	▲	■
烦躁、具有攻击性（RASS 评分 > +2 分）	■	■
无谵妄	●	●
谵妄，能完成简单指令	●	▲
谵妄，但不能完成指令	▲	▲
需积极控制颅内压，但尚未控制在理想范围	■	■
持续颅内压监测，但无需积极控制颅内压	●	▲
去骨瓣减压术后	●	▲
开放性椎管引流术后（非夹闭）	●	■
帽状腱膜下引流术后	●	▲
需处理损伤或采用固定的方法预防脊髓损伤	■	■
无再发风险的急性脊髓损伤	●	▲
动脉瘤破裂导致的蛛网膜下腔出血	●	▲
动脉瘤夹闭后的血管痉挛	●	▲
未控制的癫痫	■	■

四、其他器官功能评估（表2-62）

表2-62　其他器官功能评估

其他器官功能评估	床上锻炼	下床锻炼
骨盆/脊柱/下肢长骨的不稳定骨折	▲	■
胸部/胸骨或腹部严重的开放性创伤	●	■
确定的未控制的活动性出血	■	■
怀疑存在活动性出血或存出血风险	●	▲
有发热，经积极物理或药物降温后热峰仍未明显下降	▲	▲
发热，处于积极降温的过程中	▲	▲
ICU 获得性乏力	●	●
持续肾脏替代治疗（包括经股静脉导管的治疗）	●	●
留置股动脉和股静脉导管	●	●
留置股动脉导管鞘	▲	■
留置其他引流管或导管： 鼻胃管、中心静脉导管、胸腔引流管、创面引流管、尿管	●	●

第三章

重症医学科技术操作规范

第一节　重症医学科诊疗风险操作分级管理

重症医学科患者病情危重，需要通过诊疗操作进行监测和治疗，但诊疗操作同时存在不同程度的风险，操作不当或缺乏规范，易产生不良后果甚至对患者造成危害。为确保诊疗操作质量和患者安全，避免由于操作所带来的不良后果，依据不同诊疗操作的风险以及实施诊疗操作医师的资质，特制定重症医学科诊疗风险操作分级管理制度。

一、医师资质分级

依据各级医师所接受的培训将临床医师进行以下分类：

1. 无重症医学科执业资格医师

包括未取得医师执业许可证书的住院医师、本院其他科室在重症医学科轮转的医师、进修医师和研究生。此类医师不具备在重症医学科独立进行诊疗操作的资质，所有的操作必须在上级医师指导和监督下进行，并由上级医师承担所有的诊疗操作责任。

2. 有重症医学科执业资格的低年资住院医师

在重症医学科工作三年以内的住院医师，且通过国家和省级的相关考核，取得在重症医学科进行独立医疗的资质。

3. 有重症医学科执业资格的高年资住院医师

在重症医学科工作三年以上的住院医师，且通过国家和省级的相关考核，取得在重症医学科进行独立医疗的资质。

4. 有重症医学科执业资格的主治医师

通过国家和省级的相关考核，取得在重症医学科进行独立医疗的资质，且取得中级职称。

5. 有重症医学科执业资格的副高及以上医师

通过国家和省级的相关考核，取得在重症医学科进行独立医疗的资质，且取得副主任医师及主任医师职称。

二、培训与风险操作资质的获取

医院及重症医学科应建立专门的培训考核小组，定期对各级医师进行重症医学科相关风险操作的培训和考核，并建立档案，定期审核。

1. 科室定期对住院医师进行各种理论和基本操作的培训和考核，并有相应的考核记录。

2. 登记住院医师完成的所有操作，上级医师定期检查，记录其操作引起的不良事件。

3. 某项操作达到一定数量经医院和科室考评小组考核后方可进行上一级医疗操作，并可对下一级医师进行相关操作的指导。

4. 如果该医师在某项操作发生并发症，对患者造成不良后果，医院和科室考评小组可以终止该医师独立进行此项操作的权利，并再次予以培训和考核，考核合格后方可再次进行该操作，并登记在册。

5. 各级医师经培训后获得的操作权利需在医院和科室进行备案，定期进行审核。

三、各级医师诊疗操作的分级管理

1. 有重症医学科执业资格的低年资住院医师

该级别的医师可独立进行以下诊疗操作：①胸外心脏按压；②心脏电复律及除颤术；③经口气管插管术；④呼吸机的基本设置与调整；⑤血气分析；⑥股静脉穿刺术；⑦动脉穿刺术；⑧胸腔穿刺术；⑨腹腔穿刺术；⑩骨髓穿刺术；⑪腰椎穿刺术。

2. 有重症医学科执业资格的高年资住院医师

该级别的医师可独立进行以下诊疗操作：①纤维支气管镜肺泡灌洗及吸痰术；②肺复张治疗；③俯卧位通气；④神经电活动辅助通气（NAVA）；⑤颈内静脉穿刺置管术；⑥脉搏指示心输出量血流动力学监测；⑦肺动脉漂浮导管穿刺置管与氧代谢监测；⑧血滤导管穿刺置管术；⑨胃镜辅助下鼻空肠管置入术；⑩重症超声检查。

3. 有重症医学科执业资格的主治医师

该级别的医师可独立进行以下诊疗操作：①经皮穿刺气管造口术；②锁骨下静脉穿刺术；③胃肠粘膜内 pH 监测；④主动脉内球囊反搏术；⑤经皮内镜下穿刺胃造口术；⑥经皮内镜下穿刺空肠造口术；⑦连续性血液净化；⑧血液灌流；⑨血浆置换；⑩胸腔闭式引流术。

4. 有重症医学科执业资格的副高及以上医师

①吸入一氧化氮技术；②高频振荡通气；③体外膜肺氧合（ECMO）；④体外膈肌起搏；⑤床边临时心脏起搏术；⑥经食道超声心动图检查；⑦人工肝支持治疗技术。

住院总医师的诊疗操作范围参照主治医师的诊疗操作权限。

上一级医师同时具备进行下级诊疗操作的资质。

任一级别的医师如需要进行高一级医疗操作，必须经取得相应资质的医师许可，所有诊疗操作的风险及责任由授权的医师承担。

各科室可结合本科室发展和人员培训、能力情况做相应调整并备案。

第二节　重症医学科技术操作规范及治疗记录

重症医学科集中了医院的各种高危患者，病情危重且复杂，为了诊断和治疗需要，必须要进行一些相关的检查与治疗。本篇汇集了重症医学科常用的诊疗操作技术，详细叙述每项技术的适应证、禁忌证、操作要点、操作流程和注意事项，以规范临床医师的诊疗操作过程，保证诊疗操作安全。

本篇所列技术仅是重症医学科的常用核心技术，各科室应该根据各自收治病种、技术力量等特点选择性开展各项技术，鼓励拓展领域、开展新技术新项目。

重症医学科
经口气管插管术操作与监测记录单

姓名： 住院号： 床号： 操作时间： 年 月 日

<table>
<tr><td rowspan="4">①
 适应证和
禁忌证</td><td align="center">适应证</td><td align="center">相对禁忌证</td></tr>
<tr><td>☐ 气道保护能力受损 ☐ 气道梗阻</td><td rowspan="3">☐ 存在张口困难或口腔空间小等，导致困难插管；

☐ 头颈部无法后仰（如疑有颈椎骨折）</td></tr>
<tr><td>☐ 机械通气治疗 ☐ 呼吸心跳停止</td></tr>
<tr><td>☐ 严重循环功能障碍</td></tr>
</table>

<table>
<tr><td>②
 困难插管
评估</td><td>
1. 颈部活动度（排除可能存在颈髓损伤的患者）：☐ ＞90°；☐ ＜80°
2. 张口度：☐ ≥3cm（或两横指）；☐ ＜3cm
3. 舌咽部组织的可见度：☐ Ⅰ级 可见软腭、悬雍垂、咽后壁 ☐ Ⅱ级 可见软腭、咽峡弓、
      悬雍垂 ☐ Ⅲ级 可见软腭、悬雍垂根部 ☐ Ⅳ级 可见软腭
4. Cormack 及 Lehane 分级：☐ Ⅰ级 声门可完全显露 ☐ Ⅱ级 仅能见到声门后联合
              ☐ Ⅲ级 仅能见到会厌的顶缘 ☐ Ⅳ级 看不到喉头的任何结构
5. 甲颏间距：☐ ≥6.5cm ☐ ＜6cm（三横指）
困难插管：☐ 是（处理见附图） ☐ 否
</td></tr>
</table>

<table>
<tr><td>③
 器械和药
品准备</td><td>
1. 气管导管型号：∅___mm
   声门下吸引 ☐ 有 ☐ 无
2. 气管插管导丝和插管钳
3. 喉镜：弯喉镜和直喉镜及喉镜片
4. 无菌石蜡油，10ml 注射器，牙垫
5. 气管插管固定装置、胶布
</td><td>
6. 氧气、加压给氧面罩和简易呼吸囊
7. 手套、口罩、面罩
8. 心电血压、经皮氧饱和度监测
9. 吸引器或负压吸引装置
10. 镇静镇痛、肌松和急救药物
11. 心肺复苏抢救设备
</td></tr>
</table>

<table>
<tr><td>④
 气管插管
步骤</td><td>
1. 判断有无异物，清理口鼻腔
2. 面罩加压给氧（尽可能维持 $S_pO_2 ＞90\%$）
3. 镇静镇痛
4. 体位：
   平卧位、头后仰（无颈髓损伤）
5. 插入喉镜
6. 暴露声门
7. 环状软骨压迫
8. 插入气管导管
9. 确认导管位置
   ☐ 肺部听诊
   ☐ 呼吸机呼气流速时间波形
   ☐ 呼气末二氧化碳波形
10. 放入牙垫，气囊充气，固定气管导管
11. 气管插管相关器械的消毒、整理
</td><td>

面罩加压给氧示意图

经口气管插管操作示意图
</td></tr>
</table>

⑤ 导管深度确认	**初始深度：**气管插管尖端距门齿 _____cm **导管深度确认** □ 胸片　□ 纤支镜 **调整：**是□　否□；　调整时间：___月___日；　**调整后深度：**距门齿_____cm 调整者签名：
⑥ 并发症	□ 无　　　　　　　　　　　　　　□ 导管异位（食管、右主支气管） □ 低氧血症　　　　　　　　　　　□ 咽喉部、气管损伤 □ 血压下降　　　　　　　　　　　□ 误吸 □ 心律失常　　　　　　　　　　　□ 气囊漏气 □ 牙齿、上下唇、牙龈损伤
⑦ 气管插管拔除	气管插管拔除时间：___年___月___日 拔管原因：□ 原发病控制　□ 气管切开　□ 患者死亡　□ 其他： 　　　　　　　　　　　　　　　拔管者签名：

插管者签名：_____

附图：困难气管插管的处理流程

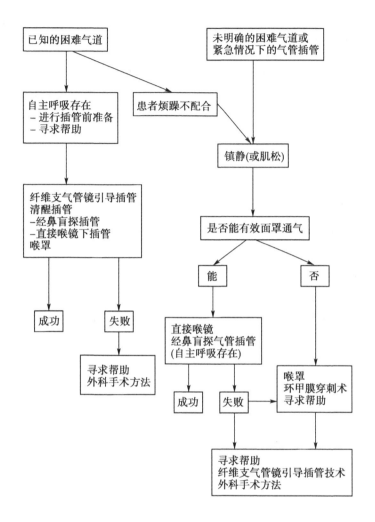

重症医学科
经皮穿刺气管切开套管置入操作记录单

姓名：　　　　住院号：　　　　床号：　　　　操作时间：　　年　　月　　日

① 适应证和禁忌证	适应证	
	□ 预期需要较长时间保留人工气道	□ 头颈部大手术或严重创伤
	□ 预期需要较长时间机械通气	□ 破伤风等特殊疾病状态
	□ 上呼吸道梗阻/气道狭窄等导致气管插管困难	□ 其他
	相对禁忌证	
	□ 儿童 □ 颈部粗短肥胖，颈部肿块或解剖畸形 □ 气管切开局部软组织感染或恶性肿瘤浸润 □ 难以纠正的凝血障碍	

② 术前准备

1. 签署知情同意书
2. 常规气管切开包准备
3. 呼吸机准备
4. 术前镇静镇痛
5. 严密监测生命体征
6. 体位准备及手术部位确定
   体位：去枕仰卧，肩部垫一软垫，充分暴露颈部，如下图：

1. 消毒液，麻醉药品，无菌手套准备
2. 经皮穿刺气管导管置入器械准备
3. 气切管导管直径：_____号
4. 声门下吸引：□ 有　□ 无

经皮穿刺气管切开套管置入的体位

颈部解剖结构与穿刺点定位

甲状软骨
环状软骨
环状软骨下区
气管软骨环
可能的穿刺点

③ 穿刺步骤

1. 无菌操作（洗手、穿戴口罩、帽子、手套）
2. 术区消毒、铺巾
3. 再次确认手术部位
4. 专人管理头部及人工气道
5. 局部麻醉
6. 横行切开皮肤 1.5cm，穿刺针穿刺
7. 置入导丝，如下图
8. 沿导丝依次置入扩张子、扩张钳及气切套管

9. 确认导管在位
   □ 胸廓起伏及套管
   □ 呼气流速波形
   □ 肺部听诊
10. 气囊充气及固定
11. 手术后处理（气切器械处理；利器处理；医疗垃圾处理）
12. 医嘱开立，书写记录

操作 过程 示意图	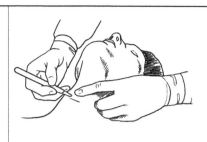 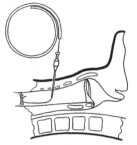 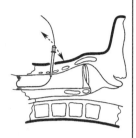 1. 横行切开皮肤　　2. 穿刺后外套管置入 J 型导丝　　3. 扩张器扩张皮下组织 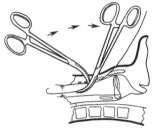 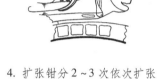 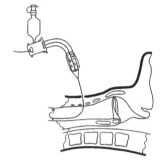 4. 扩张钳分 2～3 次依次扩张 皮下组织和气管前壁　　　　5. 沿导丝置入气管套管

④ 并发症	**术中并发症**　　　　　　　　　　　　　　　　　**术后并发症** □ 无　　　　　　　　　　　　　　　　　　　□ 无 □ 低氧血症（$SpO_2 \leqslant 92\%$）　　　　　　□ 套管意外脱出（床边备呼吸囊） □ 出血　　　　　　　　　　　　　　　　　□ 局部感染（无菌操作，每天换药） □ 导丝置入困难　　　　　　　　　　　　　□ 出血 □ 气切套管置入困难　　　　　　　　　　　□ 管腔堵塞 □ 转开放式气管切开　　　　　　　　　　　□ 导管异位 □ 其他　　　　　　　　　　　　　　　　　□ 其他

⑤ 更换气 切套管	日期时间（次/2 周）	气管切开套管型号	声门下吸引		医生签名
			□ 有	□ 无	
			□ 有	□ 无	
			□ 有	□ 无	
			□ 有	□ 无	
			□ 有	□ 无	

⑥	**导管拔除指征：**无需机械通气，气道自洁能力好，声门下吸引小于 20ml/d，气道通畅，可放气囊观察数日后更换金属套管（勿在气管切开后一周内换管，尚未形成窦道）　　**拔管步骤：**拔除金属套管后蝶形胶布封闭瘘口，定期局部换药直至愈合

⑦	导管留置天数：　　　　　　导管拔除时间： 导管拔除原因： 备注：　　　　　　　　　　　　　　　　拔管者签名：_____

置管操作者签名：_____

重症医学科
机械通气治疗医嘱与监测单

住院号	
姓　名	
性　别	
年　龄	
身　高	（cm）

上机日期：	上机时间：	理想体重*：_____kg
		*计算公式：男 = 50 + 0.91〔身高（cm）- 152.4〕； 　　　　　女 = 45.5 + 0.91〔身高（cm）- 152.4〕

① 适应证和禁忌证	**适应证：** □ 纠正低氧血症　　□ 纠正呼吸性酸中毒　　□ 缓解呼吸窘迫　　　　□ 改善肺不张 □ 确保镇静或神经肌肉阻滞时的通气安全　　□ 降低全身或心肌氧耗　　□ 促进胸壁稳定 **相对禁忌证：** □ 无　□ 存在肺大疱　□ 张力性气胸/气胸需胸腔闭式引流 □ 咯血误吸致窒息性呼吸衰竭需及时清除气道异物

② 呼吸机准备与初始设置	机器型号	□ Drager □ PB840 □ Maqute □ Vavsys □ 其他	初始设置报警设置	1. 建议初始模式设为容量控制通气模式。 2. 目标 Vt 初始设置为 6～10ml/kg。 **3. FiO_2 初始设置 100%。** 4. 气道平台压报警设置 30cmH$_2$O，气道峰压设为平台压基础上 5～10cmH$_2$O。 5. 窒息报警时间设 10 秒，设置后备通气 VCV/PCV：按照目标 VT 设置 VT 或 PC，RR 15 次/分。 6. 潮气量和分钟通气量报警值设为目标值的 ±20%。
	湿化	□ 主动　□ 被动		
	人工气道	□ 气管插管　□ 气管切开 **导管位置确认** □ 是　□ 否		
	初始模式参数设置	VCV：Vt __ ml　Flow Rate __ L/min　Ti __ s　f __ 次/分　PEEP __ cmH$_2$O　FiO$_2$ __ % PCV：PC __ cmH$_2$O　f __ 次/分　Ti __ s　PEEP __ cmH$_2$O　FiO$_2$ __ % SIMV + PS：Vt __ ml　PC __ cmH$_2$O　Ti __ s　PEEP __ cmH$_2$O　f __ 次/分　FiO$_2$ __ %　PS __ cmH$_2$O BIPAP：Phigh __ cmH$_2$O　PEEP __ cmH$_2$O　PS __ cmH$_2$O　Ti __ s　f __ 次/分　FiO$_2$ __ % PSV：PS __ cmH$_2$O　PEEP __ cmH$_2$O　FiO$_2$ __ %　Esense __ % NAVA：NAVA level __ cmH$_2$O/uV　PEEP __ cmH$_2$O　FiO$_2$ __ %　Esense __ uV		

③ 监测与注意事项	**监测指标：** 　生命体征：心率、血压、血氧饱和度、呼吸频率 　呼吸力学监测：气道峰压、平台压、气道阻力、肺顺应性、内源性 PEEP 　辅助检查：**上机后 30 分钟血气分析：**□ 是　□ 否；**上机后行胸片检查：**□ 是　□ 否 **注意事项：**上机后迅速出现血压、SpO$_2$ 下降，常见原因：张力性气胸；内源性 PEEP；严重低血容量状态或心律失常

医师签名：_____

重症医学科
机械通气治疗医嘱和监测记录单

姓名：_____　　病案号：_____

日期	时间	设置模式和参数											肺复张&	监测参数@							签名
		模式	FiO_2	PEEP (cmH_2O)	VT (ml)	PC (cmH_2O)	RR (bpm)	Ti (s)	流速 (L/min)	*PS (cmH_2O)	Trig 压力 (cmH_2O)	Trig 流速 L/min	NAVA 水平	RM	SpO_2 (%)	总RR (bpm)	VT (ml)	PIP (cmH_2O)	Pplat (cmH_2O)	Pmean (cmH_2O)	EDi (uV)	
上机后 30min																						

注：@：如通气模式为 VCV，记录监测参数 PIP 和 Pplat；如通气模式为 PC/BIPAP/PS 等，记录监测参数 Pmean

　　*：PS 水平为高于 PEEP 的压力值

　　&：a：SI 法：压力 30~40cmH_2O，持续时间 30~40 秒；

　　　　b：PCV 法：通气模式为 PC/BIPAP，高压 40cmH_2O，低压 16~20cmH_2O，维持 90~120 秒，呼吸频率不变

　　　　c：PEEP 递增法：通气模式为 PC/BIPAP，PC 15cmH_2O，PEEP 5cmH_2O，PC 和 PEEP 每 30 秒递增 5cmH_2O，PC 为 35cmH_2O 后只增加 PEEP，直至 PEEP 为 35cmH_2O，维持 30 秒，随后 PC 和 PEEP 每 30 秒递减 5cmH_2O

<table>
<tr><td>住院号</td><td></td></tr>
<tr><td>姓　名</td><td></td></tr>
<tr><td>性　别</td><td></td></tr>
<tr><td>年　龄</td><td></td></tr>
<tr><td>身　高</td><td>（cm）</td></tr>
</table>

重症医学科
无创通气治疗医嘱与监测单

日期：　　　　　　　　　　　　时间：

① 适应证和禁忌证	适应证		
	□ AECOPD	□ ARDS	□ 合并免疫抑制的呼吸衰竭
	□ 心源性肺水肿	□ OSAS	□ 其他

禁忌证

自主呼吸微弱或停止、无力排痰	意识障碍
不能配合 NPPV 或面罩不适	未经引流的气胸或纵隔气肿
上气道、上消化道或颌面部损伤/术后/畸形	上呼吸道梗阻
严重器官功能障碍（血流动力学不稳定、严重的心律失常、消化道大出血或穿孔等）	

② 上机前准备与初始设置

患者准备	1. 患者教育　　□ 是　　□ 否
	2. 半卧位　　　□ 是　　□ 否

呼吸机准备	1. 连接电源　　□ 是　　□ 否
	2. 连接气源　　□ 是　　□ 否
	3. 湿化　　　　□ 是　　□ 否
	4. 首先考虑使用鼻面罩

初始设置	1. 压力：EPAP 0~4cmH$_2$O，IPAP 6~10cmH$_2$O　　2. FiO$_2$：100%
	3. 吸呼比：1:2　　　　　　　　　　4. 压力上升时间：0.5 秒

③ 监测与注意事项

监测指标：

患者不适主诉	□ 有	□ 无

生命体征：心率、血压、呼吸频率、血氧饱和度

呼吸力学监测：潮气量、分钟通气量

辅助检查：上机后半小时测血气分析	□ 是	□ 否

注意事项：

上机后迅速出现血压、SpO$_2$ 下降，常见原因：张力性气胸；内源性 PEEP；严重低血容量状态或心律失常

面罩固定，减少漏气，注意面罩接触的面部皮肤过敏、肿胀、破溃甚至坏死

密切注意患者是否存在呕吐，误吸

1~2 小时有无好转	□ 是	□ 否 → 有创机械通气

医师签名：＿＿＿＿＿＿＿＿＿＿

重症医学科
肺复张（RM）临床操作规范

姓名： 住院号： 床号：

① 适应证和禁忌证	**适应证**
	□ ARDS　　　　　　　　　　　□ 术后患者
	□ 吸痰后　　　　　　　　　　　□ 长期卧床致重力依赖区肺泡塌陷
	□ 其他
	相对禁忌证
	□ 血流动力学不稳定　　　　　　□ 肺大疱
	□ 气胸和严重的气压伤　　　　　□ 严重颅脑外伤
	□ 其他

② RM 前准备	1. 在施行肺复张前，适当镇静镇痛以减低患者的不适（建议 Ramsay 4-5 分）。 2. 在肺复张前吸痰以尽可能清除气道分泌物通畅气道。 3. 维持合适的血容量状态。

③ 操作步骤	

1. 常用的 RM 方法：

SI，PCV 法，PEEP 递增法

　　控制性肺膨胀法（SI）：PS/CPAP 模式，压力支持调至 $0cmH_2O$，PEEP $40cmH_2O$，持续时间 30 秒；或 PCV 模式，高压与低压均为 $40cmH_2O$，持续时间 30 秒

　　PEEP 递增法：PC/BIPAP：调节气道压上限为 $35cmH_2O$，保持驱动压不变，低压每 30 秒递增 $5cmH_2O$，高压随之上升 $5cmH_2O$，直至 PEEP 为 $35cmH_2O$，维持 30 秒。随后低压和高压每 30 秒递减 $5cmH_2O$

　　压力控制法（PCV）：PC/BIPAP 模式，高压 $40cmH_2O$，低压 $16 \sim 20cmH_2O$，维持 $90 \sim 120$ 秒，呼吸频率不变。

2. 操作步骤：选择 RM 方法，实施 RM。在 RM 过程中密切监测患者循环氧合变化，RM 完成后还原原机械通气模式，设置适当 PEEP

Sustained Inflation（SI）
Airway Pressure（$cm H_2O$）
Time（minutes）

Incremental PEEP（IP）
Airway Pressure（$cm H_2O$）
Time（minutes）

Pressure Control Ventilation（PCV）
Airway Pressure（$cm H_2O$）
Time（minutes）

3. 终止 RM 的标准：（1）RM 过程中动脉收缩压降低到 90mmHg 或较基础下降 30mmHg；（2）HR 增加到 140 次/min，或较复张前增加 20 次/min；（3）发生心律失常，致血压下降；（4）SpO_2 降低到 90%，或较复张前降低 5% 以上

④ 并发症	□ 收缩压降低到 90mmHg 或较基础下降 30mmHg　　□ 气压伤：包括气胸、纵隔积气 □ 发生心律失常，致血压下降　　　　　　　　　　□ 其他：_____

⑤ 注意事项	1. RM 过程中和肺复张后严密监测血流动力学和氧合改变，防止并发症 2. 肺复张后根据复张效果评估患者肺可复张性，对于高可复张性的患者可积极行 RM 3. 肺复张后设置合适的 PEEP 维持肺泡的复张 4. 对于肺复张效果不佳的患者需寻找原因并调整治疗方法，如进行俯卧位通气

医师签名：_____

重症医学科
俯卧位通气操作记录单

姓名：　　　　　　　　住院号：　　　　　　　　床号：

<table>
<tr>
<td rowspan="2">①
适应证和
禁忌证</td>
<td colspan="2" align="center">适应证</td>
</tr>
<tr>
<td colspan="2">□ 严重低氧血症，常规机械通气不能纠正　□ 促进塌陷肺泡复张　□ 促进气道分泌物引流</td>
</tr>
<tr>
<td colspan="2" align="center">相对禁忌证</td>
</tr>
<tr>
<td>□ 无
□ 严重的血流动力学不稳定
□ 颅内压增高
□ 急性出血性疾病
□ 颈椎脊柱损伤</td>
<td>□ 骨科手术
□ 近期腹部手术需要限制体位者
□ 妊娠
□ 不能耐受俯卧位的姿势等情况
□ 其他：</td>
</tr>
<tr>
<td>②
操作前准备</td>
<td colspan="2">1. 在施行俯卧位通气前，使用镇静药物使患者相对处于镇静状态以减低患者的不安（建议 Ramsay 5 分）
2. 施行俯卧位通气的过程中，保持患者呼吸道通畅，防止在治疗过程中发生窒息</td>
</tr>
<tr>
<td>③
操作步骤</td>
<td>□ 翻身床俯卧位通气：
按照翻身床使用和操作方法进行。

□ 普通床俯卧位通气
1. 物品准备
2. 位置与分工
第一人位于呼吸机床头，负责呼吸机管道的妥善固定、头部的安置和发出口令；
第二人位于左侧床头，负责监护仪导联线、保留胃管；
第三人位于左侧床尾，负责保留导尿、股静脉置管、输液管道；
第四人位于右侧床头，负责颈内静脉置管、该侧的胸腔闭式引流或腹腔引流；</td>
<td>第五人位于右侧床尾，负责骨牵引等，人员分配情况根据患者的病情及身体上的管路确定
3. 操作步骤
第一人发出口令，其余四人同时将患者托起，先移向床的一侧，然后将患者转为侧卧，再在患者双肩部、胸部、髂骨、膝部、小腿部及骨隆突处垫上柔软的敷料，并使患者的腹部不接触到床垫。敷料需要 1~2 小时更换 1 次
4. 翻身后处理
把头部垫高 20°~30° 左右，头下垫软枕，也可垫马蹄形枕头，使颜面部悬空，可避免气管插管的受压。患者的双手可平行置于身体的两侧或头的两侧</td>
</tr>
<tr>
<td>④
并发症</td>
<td colspan="2" align="center">**俯卧位通气的并发症及注意事项**
1. 皮肤黏膜的压迫受损　2. 气管插管、动静脉管道及各种引流管的压迫、扭曲、移位、脱出　3. 注意患者气道的引流，防止气道阻塞　4. 颜面部水肿</td>
</tr>
<tr>
<td>⑤
俯卧位通
气结束</td>
<td colspan="2">翻身床：按照翻身床使用和操作方法进行
普通床：
操作步骤：
1. 俯卧位结束后，先由第一人安排人员管理好患者的管路，并且发出口令，其余人员同时将患者托起，先移向床的一侧，然后将患者转为侧卧位，撤除床垫上的敷料及软枕，整理好床铺，然后将患者摆放至需要的体位
2. 俯卧位治疗结束后，积极做好气道管理，加强气道引流</td>
</tr>
</table>

医师签名：＿＿＿＿＿＿＿＿

重症医学科
俯卧位通气治疗记录单

姓名：　　　　　床号：　　　　　住院号：

| 日期（月/日） | 开始时间 | 结束时间 | 俯卧位前 | | | | 俯卧位后 2 小时 | | 俯卧位后 4 小时 | | 俯卧位结束时 | | 仰卧位后 2 小时 | | 医师签名 |
			HR（bpm）	BP（mmHg）	氧合（mmHg）	PaCO$_2$（mmHg）	氧合（mmHg）	PaCO$_2$（mmHg）	氧合（mmHg）	PaCO$_2$（mmHg）	氧合（mmHg）	PaCO$_2$（mmHg）	氧合（mmHg）	PaCO$_2$（mmHg）	

<table>
<tr><td rowspan="5">重症医学科
高频振荡通气医嘱与监测单</td><td>住院号</td><td></td></tr>
<tr><td>姓 名</td><td></td></tr>
<tr><td>性 别</td><td></td></tr>
<tr><td>年 龄</td><td></td></tr>
<tr><td>身 高</td><td>（cm）</td></tr>
</table>

上机日期：	上机时间：	理想体重*：_____ kg
		*计算公式：男 = 50 + 0.91〔身高（cm）- 152.4〕； 女 = 45.5 + 0.91〔身高（cm）- 152.4〕

① 适应证和 禁忌证	**适应证**
	□ 常规机械通气失败的 ARDS 患者，$FiO_2 \geqslant 0.7$，$PEEP \geqslant 14cmH_2O$，$SpO_2 < 88\%$；$V_T > 6ml/kg$，$Pplat \geqslant 30cmH_2O$，$pH < 7.2$
	□ 常规机械通气失败的气胸、支气管胸膜瘘患者
	相对禁忌证
	□ 无 □ 大气道狭窄和气道阻塞 □ 严重颅内高压 □ 严重肺出血

② 呼吸机准 备与初始 设置	机器 型号	□ SensorMedics3100B HFOV □ 其他	初始 设置 报警 设置	1. 基础气流（bias flow）20～30L/min 2. 平均气道压：常规机械通气时气道平台压加 $5cmH_2O$ 3. 振荡压力（△P）$60cmH_2O$（适宜的胸壁振荡）之后根据 pH 和 $PaCO_2$ 调节 4. 震荡频率（f）5～6Hz 根据 pH 和 $PaCO_2$ 调节 5. 吸气时间比例（I%）33% 6. FiO_2 初始设置100% 7. mPaw 高限设为 $45cmH_2O$，低限 $10cmH_2O$
	湿化	□ 主动（建议选用） □ 被动		
	人工 气道	□ 气管插管 □ 气管切开		
	初始 参数 设置	bias flow ____ ml/min mPaw ____ cmH_2O △P ____ cmH_2O f ____ Hz FiO_2 ____% I% ____%		
		报警设置 mP aw 高限 __ cmH_2O，低限 __ cmH_2O		

③ 监测、调 整与注意 事项	监测心率、血压、血氧饱和度 辅助检查：**上机后半小时测动脉血气分析** □ 是 □ 否 　　　　　　**上机后行胸片检查** □ 是 □ 否
	根据动脉血气分析或 SpO_2，FiO_2 由 1.0 逐步降低、mPaw 由初始设置逐步下降，维持 SaO_2 在 90% 以上
	根据动脉血气分析，调整 △P 和 f 使 $PaCO_2$ 维持在 40～70mmHg，动脉血 pH 维持在 7.25～7.35 f 下调至 3Hz 时 pH 仍小于 7.10，可静脉应用碳酸氢钠改善酸中毒，必要时气囊放气
	自主呼吸会影响 HFOV 的通气，需持续给予镇静或肌松药物，评估并实施每日唤醒
	转换为常规机械通气的条件：原发疾病及肺部病变基本稳定，血气分析结果良好，mPaw $\leqslant 22cmH_2O$，$FiO_2 \leqslant 0.4$ 超过 12 小时
	注意事项：上机后迅速出现血压、SpO_2 下降，常见原因：张力性气胸；内源性 PEEP；严重低血容量状态或心律失常

医师签名：_____

重症医学科
高频振荡通气治疗医嘱和监测记录单

姓名＿＿＿＿＿＿　　病案号＿＿＿＿＿＿

日期	时间	设置参数			肺复张&			监测参数		医师签名
		设置参数	肺复张&	监测参数	设置参数	肺复张&	监测参数	设置参数	肺复张&	
	上机30min									

注：&停止振荡通气，设定$FiO_2=1.0$，$\triangle P=0cmH_2O$，在10秒内将mPaw逐渐升至$40cmH_2O$，以$40cmH_2O$的mPaw持续40-60秒，RM完成后，转为原通气条件。

<table>
<tr><td>姓　名</td><td></td></tr>
<tr><td>性　别</td><td></td></tr>
<tr><td>年　龄</td><td></td></tr>
<tr><td>身　高</td><td>（cm）</td></tr>
<tr><td>体　重（PBW）</td><td></td></tr>
<tr><td>住院号</td><td></td></tr>
</table>

重症医学科
体外膜肺氧合（ECMO）医嘱单

日期：　　　　　　　　　　　　　时间：

① 适应证和 禁忌证	**适应证** 严重的急性心肺功能衰竭，常规治疗无效，预计短期内能恢复或改善或患者有相应的后续治疗措施 □ 心脏术后心源性休克　　　　　　□ 移植或心室辅助的过渡 □ 急性心肌炎　　　　　　　　　　□ 急性心肌梗死、心源性休克 □ 急性肺栓塞　　　　　　　　　　□ 肺移植围术期 □ 急性呼吸窘迫综合征　　　　　　□ 无心跳供体支持 □ 重症肺炎　　　　　　　　　　　□ 新生儿肺疾患 □ 其他： **相对禁忌证** □ 无　□ 机械通气大于 7 天　□ 无法建立合适的血管通路　□ 缺血缺氧性脑病 □ 各种严重不可逆状态　　　□ 手术后或严重创伤后 24 小时内　□ 严重活动性出血 □ 颅脑损伤合并颅内出血 24 小时内　　　　　　　　　　　□ 恶性肿瘤 □ 高龄（年龄 >70 岁）　　　□ 进展性肺纤维化　　　□ 无法解决的外科问题
② 治疗模式 及基本参 数设置	□ V-A　ECMO　　　　　　　　　　　　　　□ V-V　ECMO □ 血流速：初始设定＿＿＿＿＿＿目标血流　　□ 血流速：初始设定＿＿＿＿＿＿目标血流 速＿＿＿＿＿＿（≥2L/min）　　　　　　　速＿＿＿＿＿＿（≥2L/min） □ FiO$_2$ = ＿＿＿＿（0.6～1.0）　　　　　□ FiO$_2$ = ＿＿＿＿（0.6～1.0） □ 气体流速：血流速 = ＿＿＿＿（1:1）　　　□ 气体流速：血流速 = ＿＿＿＿（1:1）
③ 抗凝选择 及监测	抗凝选择　□ 肝素 □ 无活动出血：ACT 维持在 160～200 秒 □ 有活动出血：ACT 维持在 130～160 秒 □ 辅助流量减低时需维持 ACT 在高限水平 □ 高流量辅助、脏器出血或胸腔引流进行性增多，ACT 可维持在低限水平 □ 负荷量：＿＿＿＿＿U /kg（肝素 5～50 U /kg） □ 维持剂量：＿＿＿＿＿U/（kg·h）（持续泵入肝素 5～20 U/（kg·h）

④ **管路连接 和预充**	管路预冲　□ 平衡盐 2000ml + UFH _____U（预充液内肝素 5mg/500ml） 　　　　　　□ 白蛋白_____ml　□ 血浆_____ml　□ 红细胞_____ml 预冲液进入病人体内：□ 是　□ 否
	1. 检查管路外包装、有效期，套包条形码粘贴在操作记录单上； 2. 连接静脉引流管与离心泵头口，连接紧密； 3. 连接两根预充管，在两根预充管中间管路用两个管道钳阻断； 4. 氧合器两端分别连接延长管； 5. 将两根预充管与预充液连接，钳夹阻断两根预充管和预充液； 6. 开放预充液和两根冲洗管路的钳夹，保证管路通畅，利用重力排气，首先冲洗离心泵头，排气超过离心泵头后，钳夹阻断离心泵头后管路，保证离心泵头及冲洗后的管路内不再进入气泡； 7. 将离心泵头装入离心泵，离心泵转速调至 2000r/min，除二根预充管中间管路的两个管道钳处于阻断状态外，开放离心泵头后管路上的钳夹，保证整个管路通畅，依次冲洗氧合器和无菌包中的 ECMO 管路，排除管路中的气泡； 8. 冲洗氧合器时需旋松氧合器上黄色肝素帽，同时冲洗氧合器两端连接的延长管； 9. 确认氧合器和 ECMO 管路冲洗完成后，依次松解两根预充管中间的两个管道阻断钳，进行预充管中间管道的冲洗和排气； 10. 预充结束，旋转三通，阻断两根预充管与 ECMO 通路的连接，ECMO 整个通路自循环备用； 11. 理顺整个循环管路，并固定于适当位置； 12. 连接空氧混合气管道（气源→空氧混合器→氧合器），设定 FiO_2 和气体流量； 13. 连接变温水箱，设置适宜水温，并进行水循环； 14. 待台上动静脉插管插好后，打开台上管包装，将管路递给台上医生，连接管路准备运行 ECMO
⑤ **导管放置**	□ 签署知情同意书　□ 术前镇静镇痛　□ 置管用品及 ECMO 插管准备 穿刺置管部位：股静脉：□ 左　□ 右　颈内静脉：□ 左　□ 右　股动脉：□ 左　□ 右
	1. 无菌操作（洗手，穿戴罩、帽子、手套） 2. 术区消毒、铺巾 3. 再次确认手术部位（B 超引导或体表标志定位） 4. 局部麻醉及穿刺　试穿次数　次 5. 置入导丝、扩张皮肤和皮下，沿导丝置入 ECMO 插管导管 6. 拔除导管内芯后立即钳夹导管，肝素盐水冲洗导管封管，防止凝血 7. 手术后处理（器械处理；利器处理；医疗垃圾处理） 8. 医嘱开立、书写记录，导管条形码粘贴在记录单上
⑥ **ECMO 运行 和参数 调整**	**ECMO 运行** 1. ECMO 穿刺置管和预充的管路连接，需注意防止气泡进入，如管路连接处内有少量进气，可在连接处三通处连接注射器，打开导管阻断钳，抽出气泡 2. 设定初始设置：调节初始泵速，气体流量和吸入氧浓度，开放所有通路，开始运行 ECMO **ECMO 运行中参数调整** 调节泵速或血流速，气体流量和吸入氧浓度依据目标 SpO_2 设定，V-A ECMO 至少使患者 SpO_2 维持在 92% 以上，V-V ECMO 至少 85% 以上，MAP 大于 65mmHg，动脉氧分压大于 80mmHg，动脉二氧化碳分压小于 50mmHg，维持组织氧供，DO_2/VO_2 大于 4∶1

⑦ ECMO 期间 呼吸机设置	采用保护性机械通气，容量复辅助控制通气模式（AC），呼吸机 FiO_2 设置依据目标 SpO_2，尽可能选择低 FiO_2，PEEP 设置为 8～10cmH₂O 左右，Vt≤4ml/kg 理想体重，呼吸频率 10～15 次/分，限制平台压力在 25cmH₂O 以下
⑧ ECMO 期间 监测	上机前监测：血常规，纤溶功能，肝、肾功能、电解质，动脉、混合或中心静脉血气分析 □ 摄片确认并调整导管位置，引血管外露钢丝管长度_____cm，回血管外露钢丝管长度_____cm □ 肝素抗凝上机后每 3～4 小时监测 ACT，随监测调整肝素用量，如输注血小板，血浆或大量蛋白后会导致患者凝血功能改变，需要输注后马上测定 ACT □ 定期复查血常规，白蛋白水平，凝血功能，动静脉血气分析 □ 监测 ECMO 血流量、血压、管路搏动、肢端缺血情况、体温、镇静深度
⑨ ECMO 管理 注意事项	**导管管路相关注意事项** 1. ECMO 插管处无菌贴膜充分覆盖（大于 10cm，穿刺部位出现渗血及时更换） 2. 避免管路扭曲和成角 3. 管路缝扎固定后再绷带捆扎，分别固定于腿部或头部，保证引流和回血通畅，防止滑脱、翻身或活动时脱出或位置变动（翻身时专人固定引血管和回血管），检查并记录导管外露钢丝管长度 **离心泵相关注意事项** 1. 离心泵报警显示"SIG"，提示离心泵导电胶干燥或不足，需停泵更换导电胶，步骤如下：①夹闭管路动脉端；②停止离心泵（调为 0 转）；③打开离心泵头；④清水纱布擦洗玻管；⑤再次涂擦导电胶；⑥安装离心泵泵头；⑦离心泵调零；⑧设定泵转速，打开动脉端钳夹运行 ECMO 2. 离心泵失稳：切勿剧烈晃动或撞击离心泵，可能导致离心泵失稳，离心泵泵头出现杂音，需要立即通知医生，钳夹动静脉端，停泵检查，并保证尽快恢复正常运行 3. 密切关注 ECMO 流量变化，在一定的转速下血流速较基础降低 0.5L/min，立即通知医生，首先关注管道是否打折扭曲，其次观察离心泵泵头或膜肺是否有凝血发生 **ECMO 管理相关注意事项** 1. 如进出氧合器管路内血颜色变一致，颜色均变暗红色考虑膜肺氧合不全，可能为供气管脱落、氧合器血栓、气体流速和血流速不匹配（V/Q 失调）等所致；VV-EMCO 时颜色均变鲜红考虑引血和回血端插管开口太近，再循环率增加 2. 管路进气、漏血或血栓，立即以阻断钳钳夹动静脉插管处，阻止气体或血栓进入患者体内并立即通知医生，立即重新预充或更换套包 3. 维持 HB 在 10～13g/dl，或 HCT 在 35% 以上，增加氧输送 4. 如患者尿色明显加深，考虑血液破坏导致溶血，查尿游离血红蛋白，也可尿液离心 3000r/min 后观察上清液颜色，如色深则为溶血 5. 如发生离心泵故障或供电终止等导致离心泵不能工作，立即取下离心泵泵头，用备用手摇泵进行运转

<table>
<tr><td></td><td>

抗凝和凝血监测相关注意事项

1. 密切关注患者出血倾向，尽可能减少不必要的血管穿刺，气道吸引时注意有无气道出血，降低吸引负压

2. 维持血小板在 $100 \times 10^9/L$ 以上，低于 $50 \times 10^9/L$ 必须及时输注血小板，输注血小板时，应在膜肺后回血端三通注射器推注，防止血小板静脉内输注后在膜肺内的消耗，加重膜肺凝血

</td></tr>
</table>

	感染相关注意事项 1. 严格无菌操作，所有血管通路和管路操作均需清洁手后无菌下进行 2. 维持鼻咽温 35.5～36.6℃，防止寒战和高热，预防低温，同时警惕感染引起持续低热
	营养支持相关注意事项 尽可能给予肠内营养，如必须输注脂肪乳，需尽量减慢脂肪乳输注速度（脂肪乳自由基破环膜肺中空纤维膜，影响膜肺氧合），尽量不使用异丙酚镇静
 ECMO 的撤离	**筛查——ECMO 撤离筛查标准** VV- ECMO 1. 原发疾病改善或得到控制 2. 肺部 X 线影像好转，氧合良好 3. ECMO 血流速不变，气流速降至 0 的情况下，下列呼吸机条件（4 和 5）下氧合良好： 4. 潮气量为 6ml/kg 理想体重，平台压 <30cmH$_2$O 5. PEEP <12cmH$_2$O，FiO$_2$ <60% VA- ECMO 6. 原发病得到控制 7. 无容量过负荷表现［多巴胺 <5μg/（kg·min）］ 8. 心脏指数 >2.4L/（min·m^2） 9. 左室射血分数 >30% 10. MAP >65mmHg 11. 肺动脉嵌顿压和/或中心静脉压 <18mmHg
	评估——能否撤离 ECMO 1. 患者每日进行筛查，如达到筛查标准，行 ECMO 自主氧合试验（SOT，Spontaneous Oxygenation Trial）和自主循环试验（SCT，Spontaneous Circulation Trial）进行心脏功能和呼吸功能评估 2. 自主氧合试验：ECMO 血流速不变，关闭进气口气体和出气口，中断膜肺氧合功能，FiO$_2$ ≤60%，PEEP ≤12cmH$_2$O；观察 30-60min，如呼吸循环无明显变化，则可考虑撤除 ECMO 3. 自主循环试验： ECMO 血流量减低（以原来 BF 的 30% 速度），直至降至 1L/min。观察 30～60 分钟，如果患者循环稳定，MAP >60mmHg（小剂量儿茶酚胺类药物），可考虑撤除 ECMO

	ECMO 撤离： 准备撤离 ECMO 时，联系血管外科医师或胸心外科医师备班，准备手术用品。 动脉导管—手术修补； 股静脉导管—手术修补； 颈内静脉—直接拔除、按压； 以鱼精蛋白中和肝素，使 ACT 恢复正常水平；注意穿刺点局部有无出血； 将体外循环的血液弃去，动脉和股静脉插管需行血管缝合术，监测肢体皮色皮温，防止远端组织缺血，颈内静脉插管可直接拔管，拔管后需要按压 1 小时以上	
	ECMO 撤离日期时间：　　　　　　　　　　医生：　　　　护士：	

⑪ ECMO 并发症	机械并发症	患者相关并发症
	□ 氧合器功能障碍 　□ 通气-血流比例失调 　□ 血栓形成 　□ 静水压升高超过膜的抗渗透能力 　　导致血浆渗漏 □ 插管置管并发症 　□ 导管置入困难或插入夹层 　□ 出血，局部血肿 　□ 插管位置异常导致静脉/引流不畅 　□ 动脉/灌注阻力增大导致插管崩脱 　　或血液破坏 　□ 插管及管路松脱 □ 离心泵断电、设备故障	□ 出血 □ 血栓形成及栓塞 □ 感染 □ 循环系统并发症 　□ 心肌功能受损 　□ 心脏压塞 　□ 气胸或张力性气胸 □ 低钙血症或血钾异常 □ 肾功能不全 □ 神经系统并发症 □ 溶血 □ 高胆红素血症（红细胞破坏，肝功能受损） □ 肢体末端缺血

ECMO 的撤离流程

```
┌─────────────────────┐
│  VV－ECMO           │
│  VA－ECMO           │
│  达到撤离筛查标准      │
└─────────────────────┘
          │
          ↓
┌─────────────────────────────────────────────┐
│ 进行 ECMO 自主循环试验(SCT, spontaneous        │
│ circulation trial)和自主氧合试验(SOT, spontaneous │
│ oxygenation trial) 进行心脏功能和呼吸功能评估     │
└─────────────────────────────────────────────┘
```

┌─────────────────────────────────┐   ┌─────────────────────────────────┐
│ 进行SCT后观察30~60分钟，血压、心率   │   │ 进行SOT后观察30~60分钟，心率、血   │
│ 较基础值变化大于20%继续行 ECMO 支   │   │ 压、氧合波动小于20%，血气分析未有   │
│ 持,如呼吸循环变化低于20%,无明显组   │   │ 明显恶化,可考虑撤离VV-ECMO   │
│ 织灌注不足表现,可考虑撤离心脏辅助   │   └─────────────────────────────────┘
└─────────────────────────────────┘

┌──┐
│ ECMO 撤离: │
│ 准备撤离ECMO 时,联系血管外科医师或胸心外科医师   │
│ 备班, 准备手术用品。   │
│ 动脉导管 — 手术修补;   │
│ 股静脉导管 — 手术修补;   │
│ 颈内静脉 —直接拔除、按压;   │
│ 以鱼精蛋白中和肝素, 使ACT 恢复正常水平; 注意穿刺   │
│ 点局部有无出血;   │
│ 将体外循环的血液弃去,动脉和股静脉插管需行血管缝   │
│ 合术,监测肢体皮色皮温,防止远端组织缺血,颈内静   │
│ 脉插管可直接拔管,拔管后需要按压1小时以上   │
└──┘

重症医学科

经食管膈肌电活动及神经机械效能/神经通气效能监测操作规范

姓名：　　　　　　　　住院号：　　　　　　　　床号：

① 适应证和禁忌证	适应证	
	□ 评价呼吸中枢的驱动能力	□ 评估膈神经传导
	□ 评价人机同步性	□ 评价膈肌功能/指导脱机
	禁忌证	
	□ 膈肌麻痹、膈疝	□ 食管梗阻、穿孔
	□ 严重食管静脉曲张出血	□ 近期上消化道手术
	□ 食管胸膜瘘	□ 其他不适经鼻留置胃管情况

② 监测前准备	器材准备	膈肌电极导管型号选择	
	□ 带有 NAVA 模块的 Servo-i 呼吸机	导管规格	适用身高（cm）
	□ 合适型号的食管膈肌电极导管	16＊Fr125cm	>140cm
	患者准备	12Fr125cm	75～160cm
		8Fr125cm	>140cm
	□ 半卧位或坐位	8Fr100cm	45～85cm
	□ 充分镇痛	6Fr50cm	<55cm
	□ 清醒患者操作前充分沟通	6Fr49cm	<55cm

③ 膈肌电活动（EAdi）监测操作步骤

1. 预估导管放置的深度：计算从患者鼻梁（N），经过耳垂（E）直到剑突（X）的距离（NEX），以此来估计导管放置的深度（Y）

2. 经口及经鼻插管深度的计算方法如下

经口插管深度的计算方法		经鼻插管深度的计算方法	
Fr/cm	插管深度 Y/cm	Fr/cm	插管深度 Y/cm
16Fr	$Y = NEX\ cm \times 0.8 + 18$	16Fr	$Y = NEX\ cm \times 0.9 + 18$
12Fr	$Y = NEX\ cm \times 0.8 + 15$	12Fr	$Y = NEX\ cm \times 0.9 + 15$
8Fr 125cm	$Y = NEX\ cm \times 0.8 + 18$	8Fr 125cm	$Y = NEX\ cm \times 0.9 + 18$
8Fr 100cm	$Y = NEX\ cm \times 0.8 + 8$	8Fr 100cm	$Y = NEX\ cm \times 0.9 + 8$
6Fr 50cm	$Y = NEX\ cm \times 0.8 + 3.5$	6Fr 50cm	$Y = NEX\ cm \times 0.9 + 3.5$
6Fr 49cm	$Y = NEX\ cm \times 0.8 + 2.5$	6Fr 49cm	$Y = NEX\ cm \times 0.9 + 2.5$

3. 连接膈肌电极导管与呼吸机 EAdi 监测模块，进入 Neural Access 菜单，选择导管位置确认（EAdi catheter positioning）选项，进入 EAdi 信号监测界面

4. 插管前将导管用水浸湿，放置操作同胃管置入术。（注意不要弄湿连接部分，不需另外在使用任何润滑剂）

5. 导管位置的确认：在 EAdi 监测界面中，上部显示四道心电图信号，P 波振幅依次减小，第一道波形中的 P 波最为明显，到第四道波形时 P 波消失，蓝色标记的信号出现在第二、第三道波形中，提示导管放置位置正确。当蓝色标记的信号出现在第一道心电图波形时，说明导管放置过深。当蓝色标记的信号出现在第三、第四道信号时，说明导管放置过浅

	6. 适当调整导管至合适位置，固定导管，监测 EAdi
	导管位置正确　　导管位置过深　　导管位置过浅
	膈肌电极导管深度：＿＿＿＿＿cm；日期：＿＿＿＿＿＿＿＿　　签名：＿＿＿＿＿＿＿＿
④ **神经机械效能（NME）监测操作步骤**	1. 检查确定膈肌电极导管位置正确，EAdi 信号稳定 2. 呼吸机在任何通气模式下均可测定，长按呼气屏气键直至患者出现第一次自主吸气 3. 按记录键记录波形，回顾记录的波形
	4. 在记录的波形上移动光标，测量出呼气屏气后患者第一次自主吸气导致的压力下降（ΔP） 5. 同时记录该次呼吸 EAdi 峰值 6. 通过公式计算 NME = ΔP/EAdi 7. NME 反映膈肌的收缩效能
	NME =＿＿＿＿＿＿cmH$_2$O/uV　　日期：＿＿＿＿＿＿　　签名：＿＿＿＿＿＿＿
⑤ **神经通气效能（NVE）监测操作步骤**	1. 检查确定膈肌电极导管位置正确，EAdi 信号稳定 2. 将呼吸模式调整为 CPAP 5cmH$_2$O 3. 按记录键记录波形，回顾记录的波形
	4. 在记录的波形上移动光标，测量出患者任意一次吸气潮气量 Vt 5. 同时记录该次呼吸 EAdi 峰值 6. 通过公式计算 NVE = Vt/EAdi 7. NME 反映膈肌的通气效能 8. 通气支持力度影响 NVE 的数值
	NVE =＿＿＿＿＿＿ml/uV　　日期：＿＿＿＿＿＿　　签名：＿＿＿＿＿＿＿
⑥ **拔除膈肌电极导管**	□ 无需继续监测 EAdi、NME 及 NVE □ 导管损坏或其他原因无法监测 EAdi □ 无需 NAVA 通气 □ 无需管饲营养

操作者签名：＿＿＿＿＿＿＿＿　　　　日期：＿＿＿＿＿＿＿＿

重症医学科
纤维支气管镜肺泡灌洗和吸痰操作记录单

姓名：　　　　住院号：　　　　床号：　　　　操作时间：　　年　　月　　日

① 适应证和禁忌证	适应证	相对禁忌证
	□ 清除呼吸道内的分泌物 □ 清除气道内积血 □ 清除气管支气管内异物 □ 观察气道通畅情况和粘膜充血水肿等变化 □ 其他_____	□ 严重低氧血症，$SpO_2 < 90\%$ □ 大咯血 □ 高血压 □ 冠心病、先天性心脏病等严重器质性心脏病 □ 疑有主动脉瘤 □ 颅内高压 □ 哮喘发作期 □ 凝血机制异常

②	术前准备	
	患者准备： 1. 签署知情同意书 2. 人工气道：□ 气管插管　□ 气管切开 3. 机械通气模式和参数：VCV，VT 6~10ml/kg，RR 16 次/分，PEEP 0，FiO_2 100% 4. 镇静镇痛 5. 体位准备	器械和药品准备： 1. 纤维支气管镜 2. 冷光源 3. 吸引器 4. 换药包 5. 生理盐水 250ml，无菌液体石蜡，无菌纱布，10ml 注射器，痰液收集器等

③ 操作步骤	1. 纤支镜经可吸痰延长管置入到主支气管 2. 注射利多卡因 10ml 3. 将纤支镜沿左右主支气管进入各级支气管进行观察、吸痰或肺泡灌洗	4. 术毕退出纤支镜 5. 机械通气模式和参数设置还原

④ 并发症	□ 无 □ 麻醉药过敏 □ 血压降低或升高 □ 气道出血 □ 气胸	□ 心律失常 □ $SpO_2 < 90\%$ □ 支气管痉挛 □ 其他：_____

⑤ 维护清洗和消毒	1. 操作过程中避免导光缆扭曲和打圈，避免光纤折断 2. 避免用力使用弯曲钮，以免损坏牵引丝钢丝 3. 清水清洗纤支镜外表面，管道内吸入清洗 4. 清洗消毒	清洗消毒方法： 水洗—酶洗—水洗—酸化水清洗—酒精清洗干吹—悬挂放置

操作者签名：_____

重症医学科
经纤支镜肺泡活检术操作与监测记录单

姓名： 　　住院号： 　　床号： 　　操作时间： 　　年 　月 　日

<table>
<tr>
<td rowspan="2">①
适应证和
禁忌证</td>
<td colspan="2" style="text-align:center">适应证</td>
</tr>
<tr>
<td colspan="2">□ 弥漫性肺病 　　□ 局限性肺浸润 　　□ 其他_____</td>
</tr>
<tr>
<td rowspan="4"></td>
<td colspan="2" style="text-align:center">相对禁忌证</td>
</tr>
<tr>
<td>□ 严重心肺功能不全</td>
<td>□ 严重肺气肿、肺动脉高压</td>
</tr>
<tr>
<td>□ 严重高血压、冠心病、主动脉瘤</td>
<td rowspan="2">□ 有出血倾向、血小板低于 $50 \times 10^9/L$、凝血功能障碍</td>
</tr>
<tr>
<td>□ 病变是囊肿、肺大泡者</td>
</tr>
</table>

② 术前准备	患者准备： 1. 签署知情同意书 2. 准备纤溶功能检查 3. 人工气道：□ 气管插管 □ 气管切开 4. 机械通气模式和参数：VCV，VT $6 \sim 10 ml/kg$，RR 16 次/分，PEEP 0，FiO_2 100% 5. 术前镇静镇痛 6. 严密监测生命体征	器械和药品准备： 1. 纤维支气管镜及活检钳 2. 冷光源 3. 吸引器 4. 换药包 5. 生理盐水 250ml，无菌液体石蜡，无菌纱布，10ml 注射器，标本收集瓶等 6. 甲醛溶液

③ 活检步骤	1. 纤支镜经可吸痰延长管置入到主支气管 2. 注射利多卡因 10ml 3. 将纤支镜沿左右主支气管进入各级支气管 4. 术前自活检肺段支气管内滴入 1:10000 肾上腺素溶液 $2 \sim 4 ml$ 5. 当镜端至活检肺段或亚段支气管后，将活检钳从钳孔送入至有阻力为止 6. 将钳后退 $1 \sim 2 cm$，呼吸机送气时将活检钳送入并张开 7. 患者呼气末钳取组织。	8. 活检部位： □ 右上叶_____段，□ 右中叶_____段， □ 右下叶_____段，□ 左上叶_____段 □ 左下叶_____段。 9. 共钳取组织_____块 10. 术毕退出纤支镜 11. 机械通气模式和参数设置还原

④ 并发症	□ 无 □ 咯血 □ 气胸 □ 感染或感染加重 □ 其他_____

⑤ 术后处理	□ 立即拍摄胸片，必要时术后 6 小时、24 小时各重复 1 次，观察有无气胸 □ 卧床休息，观察有无咯血、呼吸困难等 □ 持续心电、血压、经皮血氧饱和度监测 □ 抗菌治疗 3 天

操作者签名：_____

重症医学科
胸腔闭式引流操作记录单

姓名：　　　　住院号：　　　　床号：　　　　操作时间：　　年　　月　　日

① 适应证和禁忌证	适应证	禁忌证
	□ 中等量以上胸腔积液　□ 张力性气胸 □ 自发性气胸漏气量大　□ 需使用机械通气气胸或血气胸 □ 早期脓胸或脓气胸，胸腔穿刺抽脓不能彻底引流 □ 其他	无绝对禁忌证 进行抗凝、溶栓或凝血功能异常时需注意出血情况

② 术前准备	1. 签署知情同意书　　　　　　2. 体格检查 3. 胸部影像学检查　　　　□ X 线片　□ B 超　□ CT 4. 实验室检查：血常规、凝血功能

③ 器械和药品准备	1. 切开缝合手术包　　　　　　5. 局麻药物：利多卡因 2. 无菌手套、口罩、帽子　　　6. 吸氧设备和抢救设备 3. 皮肤消毒用品：碘伏棉球　　7. 胸腔引流管 □ 直胸管 □ 带穿刺针胸管 4. 局麻药品　　　　　　　　　8. 闭式引流装置

④ 操作步骤	1. 镇静镇痛　　　　　　　　　7. 切开皮肤、钝性分离 2. 体位 □ 平卧位 □ 半卧位　8. 刺入胸腔 3. 置管部位：腋中线 6~9 肋间　9. 夹闭胸管尾端 4. 无菌操作（洗手，戴口罩、帽子、丁套）10. 调整胸管位置 5. 消毒（直径大于 20cm），铺巾　11. 局部固定 6. 局部麻醉　　　　　　　　　12. 接闭式引流装置

⑤ 术后管理	1. 导管位置确认：□ 胸片 □ 胸部 CT 2. 是否调整位置：□ 是 □ 否　调整时间＿＿＿年＿＿月＿＿＿＿日　签名：＿＿＿ 3. 保持引流管通畅　　4. 复查胸部影像学观察积液、积气及肺复张情况

⑥ 并发症	□ 无　　　　　　　□ 出血　　　　　　　□ 气胸 □ 皮下气肿　　　　□ 隔下脏器损伤　　　□ 复张性肺水肿 □ 其他：＿＿＿＿＿＿＿＿

⑦ 置管拔除	拔管原因 □ 气胸患者引流后胸管内无气体逸出，水封瓶水柱波动较弱，体格检查及影像学检查证实肺已复张，夹闭胸管 24 小时再复查，无异常 □ 24 小时胸腔积液积血引流量小于 100ml，体格检查及影像学检查证实胸腔积液已基本排尽，肺已复张，则可拔除胸管 □ 其他 拔管时间：　　　　月　　　日 胸管留置天数：　　　　　　　　　　　　　　　　拔管医师签名：＿＿＿＿

置管医师签名：＿＿＿＿＿＿＿＿＿

重症医学科
中心静脉穿刺置管术操作与监测记录单

姓名： 住院号： 床号： 操作时间： 年 月 日

① 适应证和禁忌证	适应证	
	□ 血流动力学监测 □ 需要开放静脉通路，输液、给药，静脉营养，快速扩容	□ 需要输注刺激性或高渗性药液者 □ 血浆置换，血液透析及血液滤过等血液净化 □ 放置临时起搏器
	相对禁忌证	
	□ 肝素过敏　　□ 穿刺部位疑有感染或已有感染	

② 术前准备

1. 签署知情同意书
2. 消毒剂，麻醉剂，无菌手套及穿刺物品准备
3. 选择穿刺点
4. 术前镇静镇痛
5. 颈内或锁骨下静脉穿刺时降低呼吸机 PEEP 水平
6. 严密监测生命体征
7. 测压装置准备
8. 手术部位确定（□ 左　□ 右）
9. 体位准备
10. 超声辅助：□ 超声定位　□ 超声引导

□ 颈内：去枕仰卧，头低 15°～30°肩部垫一软垫，暴露颈部，将头转向操作对侧

□ 锁骨下：去枕头低 15°，肩部垫枕，头转向对侧

锁骨下静脉解剖位置及毗邻结构

颈内静脉解剖位置及毗邻结构

□ 股静脉：穿刺侧下肢外展外旋 30°

股静脉解剖位置及毗邻结构

③ 穿刺步骤	1. 无菌操作（洗手、穿戴口罩、帽子、手套） 2. 术区消毒、铺巾 3. 再次确认穿刺部位 4. 局部浸润麻醉 5. 静脉穿刺，确认在穿刺针尖中心静脉内 6. 置入导丝 7. 沿导丝置入扩张子 8. 置入导管	9. **置入深度**_____ cm 10. 肝素水冲洗导管 11. 导管固定 12. 影像学确认导管深度（导管尖端位于上腔静脉近右心房处） 13. 手术后处理（器械处理；利器处理；医疗垃圾处理） 14. 医嘱开立，书写记录

④	**导管位置确认后导管深度调整**	
	调整：是□ 否□ **调整后深度：**_____ cm 调整日期： 签名：_____	

⑤ 并发症	**术中并发症**	**术后并发症**
	□ 无 □ 心律失常 □ 损伤动脉、神经及淋巴管 □ 出血，局部血肿 □ 气胸、血气胸 □ 导丝置入困难 □ 其他	□ 无 □ 导管意外脱出 □ 导管相关感染 □ 出血 □ 血栓形成及栓塞 □ 管腔堵塞 □ 空气栓塞

⑥ 感染预防	□ 操作前穿衣、戴口罩、帽子及手套 □ 严格洗手及术区消毒 □ 严格无菌操作	□ 避免多次穿刺（≥3次） □ 避免误穿动脉 □ 避免误入假道

⑦ 导管拔除	拔管原因： 　□ 穿刺部位有感染征象、疼痛和原因不明的发热 　□ 不需中心静脉测压、输液 　□ 管腔堵塞	□ 其他： 拔管注意事项：拔除导管时，同时行导管血、导管尖端培养及2个不同部位外周血培养。拔管后注意局部消毒处理，穿刺点需压迫15分钟以上防止出血或血肿形成

⑧	导管留置天数： 导管拔除时间： 备注： 　　　　　　　　　　　　　　　　　　　　　　拔管者签名：	

置管操作者签名：_____

重症医学科
Swan-Ganz 置入操作与监测记录单

姓名：　　　　住院号：　　　　床号：　　　　操作时间：　　年　　月　　日

① 适应证和禁忌证	适应证	
	诊断应用	**指导治疗**
	□ 肺水肿、休克的鉴别诊断	□ 血容量及液体调整
	□ 肺动脉高压的诊断	□ 肺水肿、休克治疗
	□ 其他	□ 其他＿＿＿＿＿＿
	禁忌证	
	完全性左束支传导阻滞 穿刺局部感染 严重凝血功能障碍，大剂量肝素抗凝或肝素过敏 心脏及大血管内附壁血栓	

②	**术前准备**	
	签署知情同意书 置管用品及 Swan-Gaze 导管准备 测压装置准备	手术部位：颈内静脉：□ 左 □ 右 　　　　　锁骨下静脉：□ 左 □ 右 超声辅助：□ 血管定位　□ 穿刺引导

③ 手术步骤	手术步骤内容
	1. 无菌操作 2. 术区消毒、铺巾 3. 局部麻醉及穿刺 4. Seldinger 导丝法穿刺，置入导丝及鞘管 5. Swan-Gaze 导管放置（图 A、B、C、D） ①预冲 Swan-Gaze 导管，连接压力系统，根据波形送入导管 ②导管进入 15cm 左右球囊充气（1~1.5ml），送入导管入右心房（见到典型 a，c，v 波） ③导管入右心室（收缩压增高，脉压增大，舒张压接近零），至右室开口深度 10~15cm ④导管入肺动脉（收缩压明显下降，舒张压增高，下降支出现重搏切迹） ⑤肺动脉嵌顿（收缩压舒张压下降，脉压差明显减小，可见 a，c，v），排空气囊可见肺动脉波形 6. 若导管入右室再继续前行距离超过 15cm 仍不能嵌顿，应排空气囊把导管退回至右房后再重新插入 7. **留置导管期间持续监测肺动脉压力** 8. 血流动力学监测并记录 9. 器械处理、医嘱开立及书写记录，粘贴导条形码

右心房

右心室

肺动脉

肺动脉嵌顿压

④ 并发症	**置管过程中的并发症** □ 无 □ 气胸/血胸 □ 心律失常/心脏传导阻滞 □ 肺动脉破裂 □ 导管打结 □ 瓣膜损伤 □ 其他＿＿＿＿＿	**留管后并发症** □ 无 □ 导管或穿刺局部感染 □ 肺栓塞/梗死 □ 心律失常 □ 瓣膜损伤/心内膜炎 □ 肺动脉破裂 □ 其他＿＿＿＿＿

⑤ 导管位置确认	(1) 导管深度：①导管置入刻度；②波形观察；③胸片（导管尖端位于肺动脉肺门段） (2) 导管位置位于 west 分区 Ⅲ 区：①典型肺动脉压和肺动脉嵌顿压波形；②肺动脉舒张压大于肺动脉嵌顿压；③呼气末正压（PEEP）试验，突然撤离 PEEP，肺动脉嵌顿压的改变小于 PEEP 改变的一半 (3) **置管深度**＿＿＿＿cm　　　　　确认医师签名：＿＿＿＿＿ (4) 导管位置调整：□ 否　□ 是；调整日期：＿月＿日；**调整后深度**：＿＿＿＿cm 　　　　　　　　　　　　　　　　调整者签名：＿＿＿＿＿

⑥ 感染预防	□ 严格无菌操作 □ 严格洗手及术区消毒 □ 超声定位或引导 □ 避免多次穿刺（≥3 次） □ 避免误穿动脉

⑦ 导管撤离	**1. Swan-Ganz 导管撤离指征** □ 原发病控制 □ 循环状态好转，多巴胺 <5μg/(kg·min)，末梢循环良好，尿量 >1ml/(kg·h) □ 导管相关性感染 □ 导管置入大于 10 天 □ 其他：	**2. 撤离方法和操作步骤** (1) 将气囊放气，在压力波形指导下缓慢拔出球囊导管，切记勿使用暴力 (2) 拔除鞘管即刻让血液冲出少许，排出小血栓 (3) **压迫穿刺点30分钟以上**，直至出血完全停止

⑧	Swan-Gaze 导管拔管时间： Swan-Gaze 导管留置天数： 拔管原因： 备注：　　　　　　　　　　　　　　　拔管者签名：＿＿＿＿＿

置管操作者签名：＿＿＿＿＿＿

重症医学科

脉搏指示持续心输出量监测（PiCCO）置入操作记录单

姓名： 住院号： 床号： 操作时间： 年 月 日

<table>
<tr>
<td rowspan="4">①
适应证和
禁忌证</td>
<td colspan="2" align="center">适应证</td>
</tr>
<tr>
<td>□ 休克的鉴别诊断与指导治疗
□ 血流动力学监测</td>
<td>□ 指导容量管理
□ 其他</td>
</tr>
<tr>
<td colspan="2" align="center">相对禁忌证</td>
</tr>
<tr>
<td>□ 肝素过敏</td>
<td>□ 穿刺局部感染</td>
</tr>
<tr>
<td>②
术前准备</td>
<td>签署知情同意书
术前镇静镇痛
置管用品及 PiCCO 导管准备</td>
<td>测压装置准备
穿刺部位：股动脉：□ 左 □ 右
超声辅助：□ 血管定位 □ 穿刺引导</td>
</tr>
<tr>
<td>③
穿刺步骤</td>
<td>1. 无菌操作（洗手，戴口罩、帽子、手套）
2. 术区消毒、铺巾
3. 再次确认手术部位
4. 局部麻醉及穿刺 试穿次数__次
5. 置入导丝、扩张皮肤和皮下
6. 沿导丝置入 PiCCO 导管</td>
<td>7. 连接测压和温度监测装置，确认导管在位
8. 血流动力学监测
9. 手术后处理（器械处理；利器处理；医疗垃圾处理）
10. 医嘱开立，书写记录，粘贴导管条形码</td>
</tr>
<tr>
<td rowspan="2">④
并发症</td>
<td align="center">术中并发症</td>
<td align="center">术后并发症</td>
</tr>
<tr>
<td>□ 无
□ 出血，局部血肿
□ 导管置入困难或插入夹层
□ 穿刺不成功
□ 其他</td>
<td>□ 无
□ 导管意外脱出
□ 导管相关感染
□ 出血
□ 血栓形成及栓塞
□ 管腔堵塞</td>
</tr>
<tr>
<td>⑤
导管拔除</td>
<td>拔管原因：
□ 穿刺点有感染征象、疼痛和原因不明发热
□ 不需要血流动力学监测
□ 导管堵塞
□ 其他</td>
<td>□ 拔管注意事项：拔除导管时，同时行导管血、导管尖端培养及 2 个不同部位外周血培养。拔管后注意局部消毒处理，穿刺点需压迫 15 分钟以上防止出血或血肿形成</td>
</tr>
<tr>
<td>⑥</td>
<td colspan="2">导管留置天数：
导管拔除时间：

拔管者签名：</td>
</tr>
</table>

置管操作者签名：＿＿＿＿＿＿＿＿

重症医学科
PiCCO 导管血流动力学监测记录表

姓名：　　　　年龄：　　　　住院号：　　　　身高：　　　cm　　　体重：　　　kg

D/Time									
HR（次/分）									
SBP/DBP（mmHg）									
MAP（mmHg）									
CVP（mmHg）									
CO（L/min）									
CI $[$ L/（min·m^2）$]$									
SV（ml）									
SVI（ml/m^2）									
SVR（dyn·s·cm^{-5}）									
SVRI（dyn·s·m^2·cm^{-5}）									
ITBV（ml）									
ITBVI（ml/m^2）									
GEDV（ml）									
GEDVI（ml/m^2）									
EVLW（ml）									
EVLWI（ml/kg）									
PVPI									
SVV（%）									
pHa									
Hb（g/dl）									
SaO$_2$（%）									
PaO$_2$（mmHg）									
CaO$_2$（ml）									
DO$_2$（ml）									
pHv									
SvO$_2$（%）									
PvO$_2$（mmHg）									
CvO$_2$（ml）									
VO$_2$（ml）									
O$_2$ext（%）									
Lac（mmol·L^{-1}）									
静脉泵入药	多巴胺 $[$μg/（kg·min）$]$								
	多巴酚丁胺 $[$μg/（kg·min）$]$								
	硝酸甘油（μg/min）								
	去甲肾上腺素（μg/min）								
	肾上腺素 $[$μg/（kg·min）$]$								
医生签名									

重症医学科
主动脉内球囊反搏（IABP）操作及监测记录单

姓名：　　　　住院号：　　　　床号：　　　　操作时间：　　年　　月　　日

① 适应证和禁忌证	适应证	
	□ ACS，心源性休克	□ 围手术期的心功能障碍
	□ 充血性心功能衰竭	□ 严重心脏疾病需行非心脏手术
	□ 心导管操作期间或操作后的循环支持	□ 暂时辅助增加组织器官灌注
	□ 心搏骤停后的复苏	□ 其他
	绝对禁忌证	相对禁忌证
	严重主动脉瓣关闭不全 胸腹主动脉瘤 影响导管插入的外周动脉疾病	终末期心脏病 不可逆转的脑损害 主动脉、髂动脉严重病变或感染 出血性疾病 转移性恶性肿瘤

②	术前准备	
	1. 签署知情同意书 2. 主动脉内球囊反搏机器及型号 3. 主动脉导管的选择 　□ 36ml 气囊导管 　□ 40ml 气囊导管 4. 准备压力检测装置（包括专用换能器、软包装生理盐水、加压袋）	5. IABP 机器设定： 打开 IABP 机器，检查氦气（>200psi） 连接心电图导联 安装患者动脉压力测定装置，并在测定前校零 选择波形清晰，有最高 R 波的导联 6. 抗凝选择 　□ 肝素　用法和剂量_____ 　□ 低分子肝素　用法和剂量_____ 　□ 低分子右旋糖苷_____ml/h 静脉泵入

③ 手术步骤		
	1. 术前镇静镇痛 2. 严密监测生命体征 3. 体位准备 4. 置入方式： 　□ Seldinger 法 　□ 切开法 5. 无菌操作（洗手、穿戴口罩、帽子、手套） 6. 术区消毒、铺巾 7. 再次确认手术部位 8. 局部麻醉 9. 穿刺股动脉 10. 经穿刺针将导引钢丝置入动脉 11. 退出穿刺针	12. 沿导引钢丝扩张血管 13. 置入导管鞘 14. 球囊导管接单向阀 15. 尽量抽尽气囊内气体 16. 置管前应先初步测量需置入导管的深度（一般为胸骨角经脐至穿刺点） 17. 沿导引钢丝将球囊导管置入 18. **导管固定，导管外露长度**（穿刺点至 Y 管的长度）_____cm 19. 将压力监测装置与 IAB 导管的中心腔连接，观察主动脉内动脉压力波形 20. 器械处理（穿刺器械处理　利器处理　医疗垃圾处理），医嘱开立，书写病历，粘贴导管条形码

④	**导管位置确认**
	导管尖端应位于第 4 胸椎水平。X 线胸片检查：□ 否 □ 是；导管位置调整：□ 否 □ 是 调整后外露长度＿＿＿＿＿＿＿cm 调整者签名：

⑤ 治疗参数	1. 触发模式选择 　　□ 压力触发 □ 心电触发 □＿＿＿＿触发 2. 球囊放气：□ 动脉压力波形放气 □ R 波放气 2. 根据病情选择辅助比例 　　□ 1∶1 □ 2∶1 □ 3∶1 □ 固定频率 3. 长按充气键 2 秒启动反搏充气泵 4. 监测主动脉压及压力波形	5. 调整反搏时相：充气应在主动脉重搏波切迹前 40 ~ 50ms 开始，主动脉收缩压的下降支与反搏波的上升支形成巨大的"V"波，球囊排气应调节在主动脉瓣即将开放前 6. 反搏强度：最低不能小于最大反搏强度的 50%，一般设为 100%。

⑥ 并发症	**IABP 的并发症及注意事项**
	穿刺置管并发症：　　　　　　　　　　　□ 肢体疼痛 　□ 无　　　　　　　　　　　　　感染相关因素： 　□ 血肿、出血　　　　　　　　　□ 操作前穿隔离衣、戴口罩、帽子及手套 　□ 导管插入夹层　　　　　　　　□ 严格洗手及术区消毒 　□ 其他：　　　　　　　　　　　□ 严格无菌操作 下肢缺血表现：　　　　　　　　　□ 避免多次穿刺（≥3 次） 　□ 无　　　　　　　　　　　　　球囊破裂表现： 　□ 皮肤苍白，皮温变凉　　　　　□ 无 　□ 足背动脉搏动消失　　　　　　□ 充气管道内出现漏血

⑦ 治疗调整 监测记录	日期及时间	反搏比例	反搏强度	触发选择	反搏时相	并发症	抗凝	医生签名

⑧ **IABP 撤离**	1. 撤离指征 　□ 原发病控制 　□ 血管活性药用量减少，多巴胺 <5μg/ 　　（kg·min） 　□ CI >2.5L/（min·m²）、心肌缺血改善 　□ 末梢循环良好，尿量 >1ml/（kg·h） 　□ 意识清楚 　□ 其他＿＿＿＿＿＿＿＿ 2. 撤离方法	□ 减少反搏频率，由 1∶1 逐渐降低到 1∶3 □ 反搏频率不变，逐渐减少球囊充气量 3. 操作步骤 （1）停止反搏 30 分钟循环状态未明显恶化，拔出球囊导管 （2）拔除球囊导管即刻让血液冲出少许，排出小血栓 （3）压迫穿刺点 30 分钟以上，直至出血完全停止

⑨	IABP 拔管时间：　　　　　　　　　　IABP 留置天数： 导管拔除原因： 备注：　　　　　　　　　　　　　　　拔管者签名：

置管操作者签名：＿＿＿＿＿＿＿＿＿＿

重症医学科
床边电复律操作记录单

姓名：　　　　住院号：　　　　床号：　　　　操作时间：　　年　　月　　日

① 适应证和 禁忌证	**适应证** □ 心室纤颤　　□ 心室扑动 □ 药物治疗无效或伴心梗、心源性休克的室速 □ 药物治疗无效且血流动力学障碍或合并预激综合征的室上性心动过速 □ 药物治疗无效或合并预激综合征的快速性房颤 □ 其他： **禁忌证** 洋地黄中毒　　　　高度房室传导阻滞　　　　心脏内有血栓
② 术前准备	1. 体位准备：平卧位　　　　　2. 除颤仪：连接电源，保证性能完好 3. 确定电极部位：心尖处和右侧腋中线第四肋水平　　4. 备镇痛镇静药物 5. 吸氧装置、简易呼吸囊、呼吸机、气管插管相关物品、吸引器、压舌板 6. 肾上腺素、阿托品等急救药品

③ 手术步骤	1. 确认心律失常类型 2. 充分镇痛镇静 3. 再次确认电击部位，酒精擦拭 4. 除颤仪连接电源，充电 5. 确定除颤方法 　　□ 同步除颤 　　□ 非同步除颤	6. 选择除颤能量： 　　　　首次　　第二次　　第三次　　第四次　　第五次 □ 双相：＿＿＿J　＿＿＿J　＿＿＿J　＿＿＿J　＿＿＿J □ 单项：＿＿＿J　＿＿＿J　＿＿＿J　＿＿＿J　＿＿＿J □ 房颤：＿＿＿J　＿＿＿J　＿＿＿J　＿＿＿J　＿＿＿J 7. 电极板涂布导电糊或生理盐水纱布 8. 电极板放置正确部位，紧贴胸壁 9. 确认周围人员远离患者及床单元，按压放电按钮

④ 术后监测	时间[&]	HR（次/分）	BP（mmHg）	RR（次/分）	SpO$_2$（%）	心脏节律	意识

[&] 监测时间为每次除颤后 15 分钟

⑤ 术后处理	器械处理 　　□ 除颤仪处理 　　□ 医疗垃圾处理 医嘱开立，书写病程记录

⑥ 术后 并发症	□ 无　　　　　　　　　　　　　　□ 皮肤灼伤 □ 呼吸心搏骤停　　　　　　　　　□ 肺水肿 □ 心律失常　　　　　　　　　　　□ 心肌损伤 □ 一过性低血压　　　　　　　　　□ 其他＿＿＿＿＿

操作医师签名：＿＿＿＿＿＿＿＿＿

<table>
<tr><td>姓 名</td><td></td></tr>
<tr><td>性 别</td><td></td></tr>
<tr><td>年 龄</td><td></td></tr>
<tr><td>体 重</td><td></td></tr>
<tr><td>住院号</td><td></td></tr>
</table>

重症医学科
心搏骤停后亚低温脑保护治疗医嘱单

① 亚低温治疗的纳入和排除标准

纳入标准：以下各项全部符合才能实施亚低温治疗	是	否
1. 入院前或住院期间出现心脏骤停且自主循环恢复	☐	☐
2. 心源性心搏骤停（非创伤性）	☐	☐
3. 复苏前心律为室颤、无灌注的室性心动过速、无脉搏的心肌电活动或心跳停止	☐	☐
4. 发病 15 分钟内获得高级生命支持治疗，60 分钟内恢复自主循环	☐	☐
5. 神经系统功能障碍（GCS 评分 <10 分）	☐	☐
排除标准：以下一项或一项以上回答"是"不得实施亚低温治疗	**是**	**否**
1. 恢复自主循环后中心温度低于 34℃	☐	☐
2. 心脏骤停前即存在由于药物抑制中枢神经功能导致的昏迷状态	☐	☐
3. 患者自主循环恢复后能完成指令性动作或神经系统功能逐渐改善	☐	☐
4. 严重创伤或其他并发症需要急诊手术	☐	☐
5. 虽然已进行积极液体复苏或使用血管活性药物，但血流动力学仍不稳定（收缩压 <90mmHg 或平均动脉压 <60mmHg）	☐	☐
6. 严重的凝血功能障碍或存在引起出血的高危因素	☐	☐
7. 恢复自主循环超过 12 小时	☐	☐
结论：该患者是否实施亚低温治疗	是 ☐	否 ☐

② 亚低温治疗准备

准备完成后在相应空格中确定	是	否
1. 确保患者已插管并给予机械通气	☐	☐
2. 呼吸管路中加入加温加湿装置	☐	☐
3. 持续心电监护	☐	☐
4. **实施亚低温诱导前实验室检查评估**：血气分析、电解质（Na、K、Mg、Ca）、尿素氮、肌酐、乳酸、血糖、TNI、全血细胞计数、PT/PTT/INR、纤溶功能	☐	☐

镇静镇痛前评估意识状况（Glasgow 昏迷评分） _____
在降温和复温过程中持续镇静镇痛 ☐ ☐

☐ 芬太尼 负荷量_____（推荐剂量 1~3μg/kg）维持量_____［推荐剂量 1~2μg/(kg·h)］

☐ 吗啡 负荷量：_____（推荐剂量 1~5mg） 维持量：_____（推荐剂量 1~5mg/h）

☐ 其他镇痛药：

☐ 咪达唑仑 负荷量：_____（推荐剂量 0.125~0.2mg/kg）维持量_____［推荐剂量 0.05~0.2mg/(kg·h)］

☐ 丙泊酚 负荷量：_____（推荐剂量 1mg/kg）维持量：_____［推荐剂量 1~3mg/(kg·h)］

☐ 其他镇静药：

镇静镇痛评分（Ramsay）_____［目标镇静镇痛评分（Ramsay）为 6］

镇静和躁动评分（SAS）_____（目标镇静和躁动评分（SAS）为 1）

肌松药

□ 罗库溴铵：负荷量：_____（推荐剂量 0.6mg/kg）若寒战程度大于 2 重复推注 q1h

维持量：_____［推荐起始剂量 10mg/（kg·min）］若寒战程度大于 2 泵入

剂量增加 10%（当患者达到目标体温 32℃时肌松药间断泵入）　　　　□　　□

□ 其他肌松剂：

□ 给予肌松剂时：润眼软膏 Tid　必要时 q1h，0.5% 甲基纤维素 2 滴 滴眼 q6h 必要

时 q1h

5. 持续监测体温：□ 腋温　　□ 直肠温度　　□ 膀胱温度　　□ 肺动脉导管　　□　　□

6. 硫酸镁静推（2g/100ml 生理盐水）时间需超过 2 小时　　　　　　　　　　□　　□

③ 亚低温治疗的维持（低温时间持续 24 小时）

在相应空格中确定	是	否
1. 亚低温开始时间_____	□	□
2. 选择降温方法	□	□
□ 标准物理降温法（冰袋或水袋置于头部、腋下和腹股沟处或使用降温毯）		
□ 30ml/kg 冰生理盐水（4-8℃）静推 * 1（共　　　　　　ml）		
□ 30ml/kg 冰乳酸林格液（4-8℃）静推 * 1（共　　　　　ml）		
□ 血管内降温：		
□ 其他方法：		
3. 复温前 8 小时前暂停静脉或肠内补钾	□	□

医生签名：_____

④ 亚低温的终止

若出现以下任一项情况，终止低温治疗	是	否
1. 心律失常（心率 <40 次/分或 >120 次/分）	□	□
2. 虽已积极补液或给予血管活性药物，但患者血流动力学仍不稳定（收缩压 <90mmHg 或平均动脉压 <60mmHg）	□	□
3. 出现严重酸中毒或其他器官功能恶化或衰竭	□	□
4. 瞳孔对光反射消失	□	□
5. 严重的凝血功能障碍或有临床出血证据	□	□
6. 温度低于 32℃	□	□
结论　　　　　　　　　　　　　**终止低温**	是□	否□

⑤ 复温（复温不应过快，每 4h 复温 1℃左右）

复温开始时间_____　　　复温达到 36℃时间_____	是	否
1. 诱导低温治疗 24 小时内开始自然复温：移除冰毯和冰袋，盖上干棉被	□	□
2. 停用肌松药	□	□
3. 患者体温高于 36℃，停用镇静镇痛药物，评估意识状态	□	□
4. 若复温 8 小时体温仍未达到 36℃，主动复温	□	□

医生签名：_____

亚低温治疗监测记录单

姓名_____　　性别_____　　年龄_____　　住院号_____

日期															
时间															
腋温（℃）															
肛温（℃）															
血温（℃）															
_____温度（℃）															
心律失常															
瞳孔反射															
寒战程度															
冻伤															

注：有心律失常标记为 +，无心律失常标记为 －；有瞳孔对光反射标记为 +／+，无瞳孔对光反射标记为 －／－；寒战程度记录附表中的寒战评估分级；有冻伤标记为 +，无冻伤标记为 －。

亚低温治疗注意事项

1. 降温和复温中禁用含葡萄糖液体

2. 持续监测 ECG，发现心律失常，及时汇报医生

3. 维持平均动脉压 $75 \sim 95 mmHg$，$CVP \geqslant 8 mmHg$

4. 目标 $PO_2 \geqslant 90 mmHg$，$pH\ 7.35 \sim 7.45$，血气分析无需温度校正

5. 连续监测并每小时记录中心温度，若 24 小时亚低温治疗过程中体温不能维持在 $32 \sim 34℃$ 范围之内立即通知医生

6. 肌松时每 2 小时监测瞳孔对光反射，若无反应及时汇报医生

7. 每小时记录寒战程度

8. 每 2 小时记录皮肤冻伤情况

9. 在降温或复温时每 6 小时采取血样：血气分析、电解质、肾功能、白蛋白、乳酸、血糖、TNI、全血细胞计数、PT/PTT/INR 或纤溶功能

10. 维持血糖正常（$5.1 \sim 8.0 mmol/L$），维持电解质正常范围

11. 若无禁忌床头抬高 30°

12. 考虑阿司匹林、溶栓药物、抗凝药物治疗急性冠脉综合征

13. 肠内营养热卡量给予目标值的 $50\% \sim 75\%$

寒战程度	寒战程度观察和评估分级
0	无寒战
1	以下一种以上：竖毛、外周血管收缩、排除其他原因引起的末梢紫绀，但无可见的肌肉活动
2	可见限于一个肌肉群的肌肉活动
3	可见大于一个肌肉群的肌肉活动
4	严重的包括整个身体的肌肉活动

重症医学科
内镜引导经皮穿刺胃造瘘术（PEG）记录单

姓名： 住院号： 床号： 操作时间： 年 月 日

① 适应证和禁忌证	适应证		
	□ 各种神经系统疾病导致吞咽功能丧失或障碍 □ 口腔及食管外伤或肿瘤造成进食困难 □ 全身性疾病所致严重营养不良，需要营养支持，但不能耐受手术造瘘 □ 口腔、颜面、咽、喉大手术，需要较长时间营养支持 □ 食管穿孔、食管-气管瘘或各种良、恶性肿瘤所致食管梗阻 □ 需进行胃肠减压者：如胃瘫、幽门梗阻、肠梗阻等 □ 其他		
	绝对禁忌证		
	严重凝血功能障碍 胃壁静脉曲张	暂时性肠梗阻 无胃	腹膜炎 存在不能行胃镜检查的疾病
	相对禁忌证		
	□ 大量腹水 □ 胃次全切除术后	□ 腹膜透析 □ 生存时间不超过数天或数周	□ 不能从腹壁看到透光点 □ 腹部局部皮肤感染

② 操作前准备	**1. 病人准备** □ 签署知情同意书 □ 术前禁食8小时 □ 手术部位备皮 □ 预防性应用抗生素（可选）	**2. 器械及药物准备** □ 纤维胃镜 □ 内镜监视器 □ 大号内镜持物钳 □ PEG配套包（包括造瘘管、穿刺器、牵引绳、手术刀） □ 2%利多卡因、5ml注射器、消毒棉球、无菌洞巾、无菌纱布等

③ 操作步骤	1. 患者取左侧卧位，插入胃镜，将患者左侧卧位转为平卧位，调整内镜前端处于胃体中上部或窦体交界处，并调节内镜使其前端对向胃前壁，胃腔内充气使胃呈持续性扩张状态 2. 根据腹壁观察自胃腔内射出的光团，用手指按压局部腹壁，根据胃腔内观察到的自腹壁向胃腔内按压的隆起，选择PEG的最佳位置（光线最强、胃壁距腹壁距离最短），并进行体表位置标记 3. 消毒，铺洞巾，于定位点局部麻醉 4. 穿刺针对准胃腔方向穿刺至胃腔，固定穿刺针外套管，抽出穿刺管内芯 5. 经穿刺针外套向胃腔内插入牵引线使暴露于内镜视野内；经内镜工作通道插入持物钳，牢靠抓住牵引线，并逐渐回退内镜将牵引线引出口腔；将牵引线头侧端与PEG管前端的牵引线连接牢靠；固定穿刺器外套，缓慢均匀用力拉出牵引线和PEG管引线 6. 固定胃管 7. 剪除PEG管前尖端，安装接头，敷料覆盖创面 8. 再次行内镜检查确认PEG管是否在位

操作过程 示意图	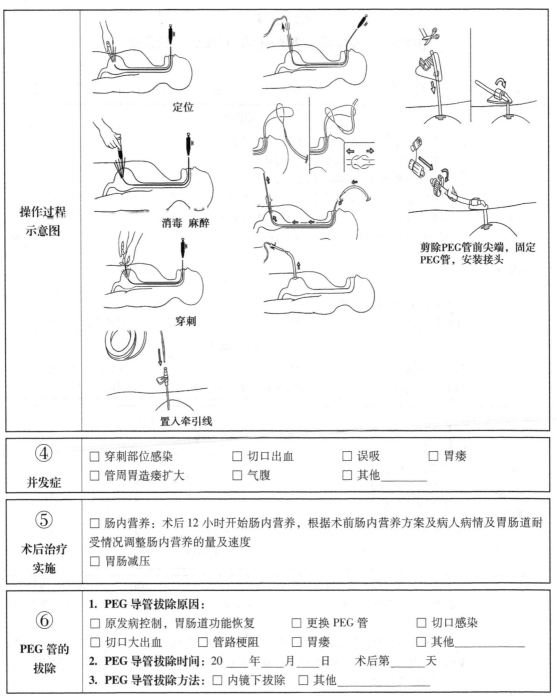 定位 消毒 麻醉 穿刺 置入牵引线 剪除PEG管前尖端，固定 PEG管，安装接头

④ 并发症	□ 穿刺部位感染　　　□ 切口出血　　　□ 误吸　　　□ 胃瘘 □ 管周胃造瘘扩大　□ 气腹　　　□ 其他_____

⑤ 术后治疗 实施	□ 肠内营养：术后 12 小时开始肠内营养，根据术前肠内营养方案及病人病情及胃肠道耐受情况调整肠内营养的量及速度 □ 胃肠减压

⑥ PEG 管的 拔除	**1. PEG 导管拔除原因：** □ 原发病控制，胃肠道功能恢复　　　□ 更换 PEG 管　　　□ 切口感染 □ 切口大出血　　□ 管路梗阻　　□ 胃瘘　　　　□ 其他_____ **2. PEG 导管拔除时间：**20 ___年___月___日　　术后第_____天 **3. PEG 导管拔除方法：**□ 内镜下拔除　□ 其他_____

置管操作者签名：_____

重症医学科
内镜引导经皮穿刺胃造瘘空肠置管术（PEJ）记录单

姓名：　　　　住院号：　　　　　床号：　　　　　操作时间：　　年　　月　　日

① 适应证	□ 各种神经系统疾病导致吞咽功能丧失或障碍 □ 口腔及食管外伤或肿瘤造成进食困难 □ 全身性疾病所致严重营养不良，需要营养支持，但不能耐受手术造瘘 □ 口腔、颜面、咽、喉大手术，需要较长时间营养支持 □ 食管穿孔、食管 - 气管瘘或各种良、恶性肿瘤所致食管梗阻 □ 需进行胃肠减压者：如胃瘫、幽门梗阻、肠梗阻等 □ 严重胃食管反流 □ 严重胃动力障碍 □ 重症胰腺炎 □ 其他＿＿＿＿＿＿＿＿

② 禁忌证	**绝对禁忌证** 严重凝血功能障碍　　　腹膜炎　　　胃壁静脉曲张　　　无胃 存在不能行胃镜检查的疾病　　　肠道吸收障碍 麻痹性肠梗阻　　　急腹症 **相对禁忌证** □ 大量腹水　　　□ 腹膜透析　　　□ 不能从腹壁看到透光点 □ 胃次全切除术后　　　□ 生存时间不超过数天或数周　　　□ 腹部局部皮肤感染

③ 操作前准备	**病人准备** □ 签署知情同意书　　　□ 术前禁食 8 小时 □ 手术部位备皮　　　□ 预防性应用抗生素（可选） **器械及药物准备** □ 纤维胃镜　　　□ 内镜监视器 □ 大号内镜持物钳 □ PEG 配套包（包括造瘘管、穿刺器、牵引绳、手术刀） □ 空肠管 □ 2% 利多卡因、5ml 注射器、消毒棉球、无菌洞巾、无菌纱布等

④ 操作步骤	1. PEG 导管置入术：患者取左侧卧位，插入胃镜，胃腔内充气；选择 PEG 的最佳位置（光线最强、胃壁距腹壁距离最短）；消毒，铺巾，局部麻醉；穿刺针对准胃腔方向穿刺至胃腔，抽出穿刺管内芯；经穿刺针外套向胃腔内插入牵引线，持物钳抓住牵引线并回退，将牵引线引出口腔；连接牵引线与 PEG 管前端的牵引线，拉出牵引线和 PEG 管引线；固定胃管 2. 将空肠管插入 PEG 导管，连接 Y 形接头的金属连接轴和 PEG 导管 3. 用内镜上的钳子夹住管道末端线圈，使管道通过幽门

<table>
<tr>
<td rowspan="2">操作过程
示意图</td>
<td>

4. 内窥镜上的钳子仍然和管道连接，同时将内窥镜向外抽出约 30cm；将金属引导钢丝向外抽出约 25cm；将管道向前推进入小肠

5. 退出内窥镜、钳子和金属引导钢丝

6. 从 PEG 的 Y 形接头上部 15cm 处剪断空肠管；将所附接头的金属连接轴插入空肠管，连接空肠管和 PEG 上的 Y 形接头，将 PEG 和外固定片固定；敷料覆盖创面

7. 注入约 20ml 无菌生理盐水或灭菌水检查空肠管情况

8. X 线摄片确定空肠管位置

</td>
</tr>
</table>

⑤ 并发症	□ 穿刺部位感染　　□ 切口出血　　□ 误吸　　□ 胃瘘 □ 管周胃造瘘扩大　　□ 气腹　　□ 其他_____
⑥ 术后治疗 实施	□ 肠内营养：术后 12 小时开始肠内营养，根据术前肠内营养方案及病人病情及胃肠道耐受情况调整肠内营养的量及速度 □ 胃肠减压
⑦ PEJ 导管拔除	1. PEJ 导管拔除原因 □ 原发病控制，胃肠道功能恢复　　　　　　　　□ 更换 PEJ 管 □ PEJ 管逆行至胃　　□ 切口感染　　□ 切口大出血 □ 管路梗阻　　□ 胃瘘　　□ 其他_____ 2. PEJ 导管拔除时间：20 ____年____月____日　　术后第_____天 3. PEJ 导管拔除方法 □ 内镜下拔除 □ 其他_____　　　　　　　　　　　　　拔管者签名：_____

置管操作者签名：_____

<table>
<tr><td rowspan="5"></td><td>姓　名</td><td></td></tr>
<tr><td>性　别</td><td></td></tr>
<tr><td>年　龄</td><td></td></tr>
<tr><td>体　重</td><td></td></tr>
<tr><td>住院号</td><td></td></tr>
</table>

东南大学附属中大医院 ICU
持续肾脏替代治疗医嘱单

日期		时间	

① 适应证和禁忌证	适应证

适应证

□ 高血容量性心功能不全、急性肺水肿　　　　□ 严重酸碱及电解质紊乱
□ 药物中毒　　　　　　　　　　　　　　　　□ 脑水肿
□ 急、慢性肾衰竭合并血流动力学不稳定　　　□ 肝性脑病、肝肾综合征
□ 感染性休克　　　　　　　　　　　　　　　□ 急性呼吸窘迫综合征
□ 多器官功能障碍综合征　　　　　　　　　　□ 其他：_____

相对禁忌证

□ 无　　□ 无法建立合适的血管通路　　□ 严重凝血功能障碍　　□ 严重活动性出血

② 机器型号	□ Prisma　　　□ PrismaFlex □ Aquarius　　□ Diapact □ 费森尤斯　　□ 其他：	③ 治疗模式	□ CVVH　　　　□ CVVHD □ CVVHDF　　□ PE □ SCUF　　　　□ 其他

④	**管路预冲**　　　　　　0.9% NaCl　　　2000　　　ml 预冲液进入病人体内：□ 是　□ 否　　UFH　_____　U

⑤ 置换液配方	机器配制置换液（Gambro）	机器自动配制容积为3000ml，基础浓度为 Na$^+$ 138mmol/L，K$^+$ 2.0mmol/L，Mg^{++} 0.5mmol/L，Cl$^-$ 109.0mmol/L，HCO$_3^-$ 32.0mmol/L，Ca^{++} 1.5mmol/L 糖0.7mmol/L	10% KCl　1ml（0.44mmol/L） 建议 4~5ml 25% MgSO$_4$·7H$_2$O 1ml（0.34mmol/L）　2ml 50% GS　1ml（1mmol/L） 建议 10ml 5% NaHCO$_3$ 1ml（0.2mmol/L）	因为机配置换液含有钙，且浓度高，枸橼酸抗凝建议手工配制 钙剂和镁剂不要同时加在置换液中，钙剂从另外的静脉通路输入 上机后复查电解质调整钾、镁，NaHCO$_3$ 剂量
	手工配制置换液	① 0.9% NS　2500ml　　　　　　　　　ml ② 注射用水　850ml　　　　　　　　　ml ③ 50% GS　10ml　　（0.79mmol/L）ml ④ 25% MgSO$_4$·7H$_2$O 4ml（0.29mmol/L）ml ⑤ 5% NaHCO$_3$ 160ml　（0.17mmol/L）ml ⑥ 10% KCl　10ml　　（0.38mmol/L）ml 总计　　　3534ml　　　　　　　　　ml	建议配方内浓度 Na$^+$ 135.8mmol/L，K$^+$ 3.8mmol/L，Mg^{++} 1.2mmol/L，Cl$^-$ 112.6mmol/L，HCO$_3^-$ 26.9mmol/L，糖 7.9mmol/L，渗透压 291.7mOsm/L	

⑥	□ 5% CaCl$_2$　　　□ 5% NaHCO$_3$　　　泵速（单独输注）：_____ml/h

⑦	血流速　　　　　　　引血时 _____ml/min　目标血流速 _____ml/min Blood Flow Rate（BFR）　　建议初始血流速为100ml/min

⑧	**置换液稀释方式** □ 前稀释　　　　　　　□ 后稀释　　　　　　　□ 前稀释 + 后稀释

⑨	置换液流速 Replacement Flow Rate（RFR）	前稀释 _____ml/h 后稀释 _____ml/h
	透析液流速 Dialysate Flow Rate（DFR）	_____ml/h 建议初始流速为20ml/kg/h

⑩	HCT ____% 超滤率（UFR） ____ml/（kg·h）	液体总平衡（第1小时） ____ml 滤过分数（FF） ____%

⑪ **抗凝方式和剂量调整**						

□ UFH 抗凝：负荷剂量 _____IU　维持剂量 _____IU/min。推荐剂量如下：

患者出血风险	负荷剂量（IU/kg）	维持剂量（IU/min）	目标 APTT（s）	目标 ACT（s）
无	50	10～20	45～60	<220
小	15～25	5～10	30～45	150～200
大	10	2.5～5	30	120～150

□ LMWH 抗凝：负荷剂量 _____IU　维持剂量 _____IU/min
推荐剂量如下：

□ 无抗凝剂：　不冲洗　　□ 0.9% NS 125ml q30min　　□ 0.9% NS 250ml q30min

枸橼酸初始设置

□ 枸橼酸（联动） 初始设置：4%枸橼酸（$C_6H_5Na_3O_7$）输注量/血流速 =3mmol/L

钙剂初始泵速　5% $CaCl_2$ _____ml/h；10% 葡萄糖酸钙 _____ml/h

建议5% $CaCl_2$ 初始泵速为滤出液流速的0.4% ml/h，10% 葡萄糖酸钙初始泵速为滤出液流速的0.6% ml/h

□ 枸橼酸（常规） 初始泵速：　4%枸橼酸（$C_6H_5Na_3O_7$）_____ml/h

抗凝剂量　初始的4%枸橼酸泵速（ml/h）设置为血液流速（BFR）的1.0～1.2倍或枸橼酸（136mmol/L）输注浓度为血流速的3mmol/L = 1.32 倍血流速

钙剂初始泵速　5% $CaCl_2$ _____ml/h；　　10% 葡萄糖酸钙 _____ml/h

建议5% $CaCl_2$ 初始泵速为滤出液流速的0.4% ml/h，10% 葡萄糖酸钙初始泵速为滤出液流速的0.6% ml/h

泵速调整

滤器后 Ca^{2+}	4%枸橼酸/血流速（联动）	4%枸橼酸（常规）	体内 Ca^{2+}	5% $CaCl_2$	10% CaGlu
<0.20	降低0.5mmol/L	降低20ml/h	>1.45	降低4ml/h	降低6ml/h
0.20～0.40	不变	不变	1.21～1.45	降低2ml/h	降低3ml/h
0.41～0.50	增加0.5mmol/L	增加20ml/h	1.00～1.20	不变	不变
>0.50	增加0.8mmol/L	增加30ml/h	0.90～1.00	增加2ml/h	增加3ml/h
			<0.90	推注0.2ml/kg，增加4ml/h	推注0.3ml/kg，增加6ml/h
根据临床并发症情况调整					

⑫ **凝血监测**	上机前　血常规，纤溶功能，肝、肾功能、电解质，血气分析
	凝血指标

□ 肝素抗凝上机后 q4h 监测 APTT，随监测调整；定期复查血常规
□ 低分子肝素抗凝上机后根据患者临床出凝血情况进行调整；定期复查血常规
□ 局部枸橼酸抗凝需监测体内和滤器后离子钙、pH、Na^+、HCO_3^- 水平，上机后 0～8h 内 q2h 监测并调整枸橼酸和钙剂泵速，9～24h 内 q4～6h 监测，若体内和滤器后血离子钙水平稳定，可 q6～8h 监测一次，同时 q12～24h 监测体内总钙水平

医生签名：　　　　　　　　　执行护士签名：

重症医学科
持续肾脏替代治疗记录

姓 名：	性 别：	年 龄：
体 重：	住院号：	日 期：

日期	时间	医嘱平衡（mL/h）	模式	流速调整				抗凝调整			置换液配方调整		医生签名
				血流速（mL/min）	前稀置换液（mL/h）	后稀置换液（mL/h）	透析液（mL/h）	UFH/LMWH（U/min）	枸橼酸（mL/h）	5%CaCl（mL/h）	电解质剂量（ml）	其他（ml）	

重症医学科 血液灌流治疗记录单	姓　名	
	性　别	
	年　龄	
	体　重	
	住院号	

日期	上机时间　___年___月___日___时___分　　停止时间　___日___时___分
	（血液灌流时间一般为 2～4 小时）

① 适应证和 禁忌证	**适应证**	
	□ 急性药物或毒物中毒	□ 尿毒症，尤其是顽固性瘙痒、难治性高血压
	□ 重症肝炎，暴发性肝衰	□ 严重感染
	□ 银屑病或其他自身免疫性疾病	□ 其他_____
	禁忌证	
	对灌流器及相关材料过敏者　　　　　　　严重出血	

② 术前准备	□ 签署知情同意书 □ 建立和确认合适的血液净化通路 □ 确认灌流器类型　型号_____　　　□ 活性炭　　　□ 树脂

③ 管路预冲	①预充灌流器及管路、排气　0.9%氯化钠液____ml＋普通肝素____U　（肝素15mg/500ml）
	②机器自循环30分钟，流速 50～100ml/min
	③预冲液进入患者体内：　□ 是　　　　　　□ 否

④ 血流速	引血时　____ml/min　目标血流速_____ml/min 建议初始血流速为100ml/min　血液灌流期间最高血流速 250ml/min

⑤ 抗凝	□ 抗凝	□ 普通肝素　负荷量 _____U　维持量 _____U/min（结合出血倾向调整剂量）
		基础 APTT _____s _____时复测 APTT _____s　肝素剂量调整_____U/min
		□ 低分子肝素　负荷量 _____U　维持量 _____U/min
	□ 不抗凝	

⑥ 并发症	□ 无　　　　　　　□ 空气栓塞　　　　　　　　　□ 感染
	□ 血压下降　　　　□ 生物不相容性（寒战、发热）　□ 其他：
	□ 出血　　　　　　□ 低体温

医生签名：_____　　执行护士签名：_____

<table>
<tr><td colspan="2" rowspan="2">

**重症医学科
血浆置换治疗记录单**

</td><td>姓　名</td></tr>
<tr><td>性　别</td></tr>
</table>

重症医学科	姓　名
血浆置换治疗记录单	性　别
	年　龄
	体　重
	住院号

日期	上机时间 ＿＿年＿＿月＿＿日＿＿时＿＿分　　停止时间 ＿＿日＿＿时＿＿分

① 适应证和禁忌证	**适应证**
	☐ 风湿免疫性疾病　　☐ 重症肝炎，肝衰　　☐ 自身免疫性疾病
	☐ 血液系统疾病　　☐ 药物中毒　　☐ 其他
	相对禁忌证
	对血浆、人血白蛋白、肝素等有严重过敏史　　药物难以纠正的全身循环衰竭
	非稳定期的心、脑梗死　　颅内出血或重度脑水肿伴有脑疝

②	☐ 签署知情同意书　　☐ 建立和确认合适的血液净化通路
	选择机器　☐ Prisma　☐ PrismaFlex　☐ 单泵　☐ Aquarius　☐ 其他

③ 管路预冲	☐ 自动预冲
	☐ 手动预冲　　中空纤维内　0.9% 氯化钠液＿＿＿＿＿mL + UFH ＿＿＿＿＿U
	中空纤维外　0.9% 氯化钠液＿＿＿＿＿mL + UFH ＿＿＿＿＿U
	自循环30 分钟　　预冲液进入病人体内　　☐ 是　　☐ 否

④ 血流速	引血时 ＿＿＿＿＿ml/min　　　　目标血流速＿＿＿＿＿＿ml/min
	建议初始血流速为 100ml/min

⑤ 抗凝	☐ 抗凝 　☐ UFH　负荷量＿＿＿＿＿U 　维持量 ＿＿＿＿＿U/min 　☐ LMWH 负荷量＿＿＿＿＿U 　维持量＿＿＿＿＿U/min ☐ 不抗凝	⑥ 治疗输液	万汶 ＿＿＿ml/h　白蛋白＿＿＿＿ml/h 血浆 ＿＿＿ml/h　其他＿＿＿ml/h 血浆容量（PV）= 0.065 × W × (1 − Hct) 　　　　= ＿＿＿＿＿ml 第一小时液体平衡＿＿＿＿＿＿ml/hr

⑦　血浆置换记录								
时间	入量				出量			平衡	签名
	代血浆	血浆	白蛋白	其他	尿量	废液	其他		
1h									
2h									
3h									
4h									

医生签名：＿＿＿＿＿＿＿　　　　执行护士签名：＿＿＿＿＿＿＿

147

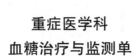

重症医学科 血糖治疗与监测单	住院号
	姓　名
	性　别
	年　龄

ICU 患者常规进行血糖测量，目标血糖：7.8 ~ 10mmol/L　　（140 ~ 180mg/dl）

连续 3 次血糖水平均 > 10mmol/L（心胸外科手术的患者仅需 1 次）或 1 次 > 13.3mmol/L，开始胰岛素治疗。

表1　初次血糖处理

血糖值	初始静推负荷量（U）	初始持续静脉泵入剂量（U/h）	
		无糖尿病史 □	有糖尿病史 □
10 ~ 13.3mmol/L	0	1	2
13.4 ~ 16.7mmol/L	0	2	4
16.8 ~ 20mmol/L	3	3	6
> 20mmol/L	6	5	8

表2　在原有处理基础上调整方案

血糖值	较前变化值	调整方案	改变监测血糖频次
< 3.9mmol/L		（1）停止胰岛素泵入，予 50% 葡萄糖 20ml 静推	q30min 血糖 < 4.0mmol/L，通知医生
4.0 ~ 6.1mmol/L		（2）停止胰岛素泵入 如果前次血糖 < 6.7mmol/L，予 50% 葡萄糖 20ml 静推	
6.2 ~ 7.8mmol/L	≥前次血糖	（3）维持原来胰岛素剂量	
	降低 < 0.6mmol/L	（4）胰岛素减至原来剂量的 50%	
	降低 > 0.6mmol/L	（5）停止胰岛素泵入	
7.8 ~ 10mmol/L	升高 > 1.1mmol/L	（6）胰岛素增加 1U/h 泵入	q2h 连续三次血糖在此区间，调整为 q4 ~ 6h
	升高 < 1.1mmol/L 或降低 < 0.6mmol/L	（7）维持原来胰岛素剂量	
	降低 > 0.6mmol/L	（8）胰岛素减少 1U/h 泵入	
10.1 ~ 13.3mmol/L	升高 > 1.1mmol/L	（9）胰岛素增加 1U/h 泵入	q1h
	升高 < 1.1mmol/L 或降低 < 2.8mmol/L	（10）维持原来胰岛素剂量	
	降低 > 2.8mmol/L	（11）胰岛素剂量减少 2U/h 泵入	

血糖值	较前变化值	调整方案	改变监测血糖频次
13.4～16.7mmol/L	降低＞2.8mmol/L	（12）维持原来胰岛素剂量	q1h
	降低＜2.8mmol/L 或较前升高	（13）增加2U/h泵入	
＞16.7mmol/L	降低＞4.4mmol/L	（14）胰岛素剂量减少2U/h泵入	q30min 血糖连续3次＞16.7 mmol/L，或（16）连续执行两次通知医生
	降低＜4.4mmol/L	（15）维持原来胰岛素剂量	
	较前升高	（16）按表1给予负荷量静推，增加胰岛素剂量剂量4U/h泵入	

注：如给予肠内营养或肠外营养时根据患者营养速度医嘱调整。

医生签名：_____

重症医学科
腰椎穿刺术操作与监测记录单

姓名：　　　　住院号：　　　　床号：　　　　操作时间：　　年　　月　　日

<table>
<tr>
<td rowspan="1">①
适应证和
禁忌证</td>
<td colspan="2">
适应证

□ 采集及检验脑脊液　　　　　　□ 鞘内注射药物
□ 测量颅内压　　　　　　　　　□ 放置硬膜外引流的初步操作
□ 引流脑脊液　　　　　　　　　□ 交通性积水分流术前预判手术结果的初步操作
□ 脑脊液置换　　　　　　　　　□ 其他_____

相对禁忌证

□ 已知或怀疑颅内高压，即将或已出现脑疝　　□ 严重凝血功能障碍
□ 已知或怀疑颅内或高位颈髓占位性病变　　　□ 已知或怀疑颅内动脉瘤者
□ 非交通性脑积水　　　　　　　　　　　　　□ 完全性椎管阻塞
□ 穿刺部位疑有感染或已有感染
</td>
</tr>
</table>

②　术前准备

1. 签署知情同意书
2. 准备消毒物品，麻醉药物，无菌手套及腰椎穿刺包
3. 穿刺点选择：□ 第 2~3 腰椎间隙　□ 第 3~4 腰椎间隙　□ 第 4~5 腰椎间隙　□ 其他
4. 术前镇静镇痛
5. 严密监测生命体征
6. 体位准备　□ 侧卧位　□ 坐位
　　让患者头颈部和两膝尽量屈向胸部，使腰部屈曲，以尽可能扩大棘突间距离。
7. 术前给予甘露醇静脉滴注　□ 是　　　% 甘露醇　　　ml　　□ 否

③　穿刺步骤

1. 无菌操作（洗手、穿戴口罩、帽子、手套）
2. 术区消毒、铺巾
3. 再次确认穿刺部位
4. 局部浸润麻醉
5. 进针，穿刺针进入蛛网膜下腔，抽出针芯
6. 测压　_____ mmH$_2$O
7. **Queckenstedt 试验**　□ 是　　□ 否
　　测初压后，助手压迫一侧颈内静脉约 10 秒，再压另一侧，最后同时按压双侧颈静脉。颅内压增高者禁做此试验。
　　□ 阴性　压迫颈静脉后，脑脊液压力立即迅速上升一倍左右，解除压迫后 10~20 秒，迅速降至原来水平，提示蛛网膜下腔通畅。
　　□ 阳性　压迫颈静脉后，脑脊液压力不升高，提示蛛网膜下腔完全梗阻；压迫后压力缓慢上升，放松后又缓慢下降，提示不完全阻塞。
8. 留取脑脊液送检 约_____ml

腰椎穿刺示意图

（标注：脊髓、第3腰椎、脑脊液标本、第4腰椎）

	9. 测压 _____mmH₂O
	10. 脑脊液置换 □ 是 □ 否
	（1）缓慢放出脑脊液 5~10ml
	（2）向椎管内注入等量生理盐水
	（3）反复 3~4 次，每次间隔 3~5 分钟
	总置换脑脊液量_____ml
	最后一次置换时注入地塞米松 □ 是_____mg □ 否
	11. 放回针芯，拔除穿刺针
	12. 术后患者去枕平卧位 6 小时
	13. 手术后处理（器械处理；利器处理；医疗垃圾处理）
	14. 医嘱开立，书写记录

④ 并发症	术中并发症	术后并发症
	□ 无	□ 无
	□ 脑疝	□ 穿刺局部感染
	□ 出血，局部血肿	□ 穿刺部位出血
	□ 穿刺失败	□ 颅内感染
	□ 其他	□ 脑积水

操作者签名：_____

第四章

重症医学科院内感染监测和防控

重症感染及感染性休克发病率逐年上升，尽管器官支持技术及抗感染治疗取得长足进步，但感染性休克患者病死率仍高达30%～70%。近年来广谱抗生素的广泛应用，使多药耐药菌（MDR）所致的严重感染明显增加，而院内感染则是导致重症感染发病率进一步增加的另一重要原因。多重耐药菌感染成为当前重症患者抗感染治疗面临的重大挑战。对住院患者、尤其是重症患者开展院内感染的监测和防控有助于了解院内感染的发病趋势、明确院内感染的传播途径，并制定和采取有效的措施减少和控制院内感染、尤其是MDR感染的发生。

第一节　重症医学科患者院内感染防控原则和管理

一、工作人员管理

1. 工作服

科室工作人员需穿工作服进入科室工作区，应保持服装清洁，每周更换2-3次。接触特殊病人如耐甲氧西林的金黄色葡萄球菌（MRSA）感染或携带者，或经治疗的患者可能出现血液、体液、分泌物、排泄物等污染工作服时，应穿隔离衣。

2. 口罩

工作人员接触已有或可能有传染性呼吸道感染患者时、可能出现患者体液喷溅、进行无菌操作时应戴口罩。

3. 鞋套或换鞋

工作人员进入病室需更换清洁的工作用鞋。但不得穿露脚趾的拖鞋。

4. 工作帽

通常工作人员接触病人时，不必戴帽子。无菌操作或可能会有体液喷溅时，必须戴帽子。

5. 手套

工作人员接触患者黏膜和非完整皮肤、进行无菌操作时，须戴无菌手套；接触患者血液、体液、分泌物、排泄物，或处理被其污染的物品时，应戴清洁手套。护理病人后要摘除手套，护理不同患者或医护操作在同一患者的污染部位移位到清洁部位时应更换手套。特殊情况下如手部有伤口、给HIV/AIDS病人进行高危操作，应戴双层手套。

6. 严格执行手卫生规范。

7. 人员数量

科室必须保证有足够的医护人员。医师和护士人数与 ICU 床位数之比必须为 0.8 ~ 1 : 1 和 2.5 ~ 3 : 1 以上。

8. 工作人员患感冒、腹泻等可能会传播的感染性疾病时，应避免接触患者。

9. 医护人员每年应接受医院感染控制相关知识的培训，卫生保洁人员应接受消毒隔离知识和技能的培训。

二、患者管理

1. 应将感染与非感染患者分开安置。

2. 对于疑似有传染性病原体感染或重症感染的患者，应隔离于单独房间。对于经空气传播的感染，如开放性肺结核，应隔离于负压病房。

3. MRSA、泛耐药鲍曼不动杆菌等感染或携带者，应有醒目的标识，尽量隔离于单独房间，如房间不足，应将同类耐药菌感染或携带者集中安置。

4. 对于重症感染、多重耐药菌感染或携带者或其他特殊感染病人，应分组护理，固定人员。

5. 接受器官移植等免疫功能明显受损病人，应安置于单间病房且有保护性隔离醒目标识。

6. 医务人员不可同时照顾负压隔离室内的病人和保护性隔离的病人。

7. 如无禁忌证，应将所有患者床头抬高 30°。

8. 重视患者的口腔护理。对存在医院内肺炎高危因素的患者，采用洗必泰漱口或口腔冲洗，每日 4 次。

三、探视管理

1. 尽量减少不必要的访客探视。

2. 若被探视者为隔离患者，建议穿访客专用的清洁隔离衣。访客着鞋较脏（如雨天）应穿鞋套。

3. 探视呼吸道感染病人，应戴一次性口罩。对于疑似患有强传染性疾病如禽流感、SARS 等的患者，应避免探视。

4. 进入病室探视病人前，和结束探视离开病室时，应洗手或用酒精擦手液消毒双手。

5. 探视期间，尽量避免触摸病人周围物体表面。

6. 访客有疑似或证实呼吸道感染症状时，或婴、幼儿童，应避免进入 ICU 探视。

四、建筑布局要求

1. 放置病床的医疗区域、医疗辅助用房区域、污物处理区域和医务人员生活辅助用房区域等，应相对独立。

2. 每个 ICU 管理单元，至少配置 1 ~ 2 个单人房间，用于安置隔离病人。设置病床数量不宜过多，以 8 到 12 张床位为宜。尽量多设为单间或分隔式病房。

3. ICU 每病床使用面积不得少于 $15m^2$，床间距应在 1 米以上；单人房间的每床使用面积不少于 $18m^2$。

4. 配备足够的手卫生设施。医疗区域建议每 2 张床设置 1 个洗手池，单人房间应设置洗手池。采用脚踏式、肘式或感应式等非手接触式水龙头开关，并配备擦手纸等干手设施。每张病床旁须放置手部消毒装置（酒精擦手液）1 套。

五、手卫生 SOP

（一）手卫生设施

1. 采用流动水洗手，ICU 应当采用非手触式水龙头开关。

2. 肥皂或者皂液

固体肥皂应保持肥皂及皂盒的清洁与干燥；皂液宜使用一次性原装的挤压式液体皂，如使用分装液体皂，容器必须保持清洁，并每周至少消毒一次。皂液有浑浊或变色时应及时更换，并清洁、消毒容器。

3. 干手设施

提倡使用一次性纸巾，或用干手毛巾（一用一消毒，并干燥），避免造成二次污染。

4. 配备合格的快速手消毒剂，并放置在医务人员便于取用的位置，包括流动使用诊疗车上。

（二）卫生洗手

1. 洗手用品

洗手液（皂液）、可拆卸重复使用的皂液容器、固体肥皂及有筛孔皂盒、一次性抽纸巾或干手毛巾、护肤用品。

2. 洗手指征

（1）接触病人粘膜、破损皮肤或伤口前后，接触病人的血液、体液、分泌物、排泄物、伤口敷料之后。

（2）直接接触病人前后及接触不同病人之间；穿脱隔离衣前后。

（3）戴手套前、脱手套后（戴手套不能替代洗手）。

（4）进行无菌操作前后，处理清洁、无菌物品之前，处理污染物品之后。

（5）处理药物及配餐前。

（6）手有可见的污染物或者被病人的血液、体液等蛋白性物质污染后。

（三）洗手方法

（1）湿手：用水打湿双手。

（2）涂皂：取适量皂液涂抹所有手部皮肤。

（3）揉搓：认真揉搓双手，按照六步法洗手，时间不得少于 15 秒（图 2-6）。

（4）冲洗：用流动水冲洗、清洗双手。

（5）干手：用纸巾或干手毛巾干燥双手。

（6）护肤：适量护肤用品护手。

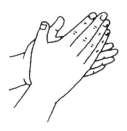 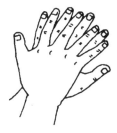 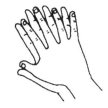

掌心对掌心搓揉　　　　手指交叉掌心对手背搓揉　　　　手指交叉掌心对掌心搓揉

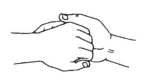 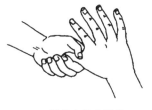 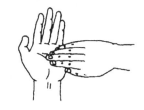

双手互握搓揉手指　　　　　拇指在掌中搓揉　　　　　指尖在掌心中搓揉

图2-6　六步洗手法

（四）卫生手消毒

1. 消毒用品

符合规范的一次性使用速干手消毒剂。

2. 消毒指征

（1）检查、治疗、护理免疫功能低下的病人之前。

（2）出入隔离病房、重症监护病房等重点部门前后。

（3）需双手保持较长时间抗菌活性时。

（4）为不同病人进行诊疗之间；从同一病人污染部位移动到清洁部位时；手部无明显污染物时。

（5）接触具有传染性的血液、体液和分泌物以及被传染性致病微生物污染的物品后。

（6）双手直接为传染病病人进行检查、治疗、护理或处理传染病人污物之后。

3. 消毒方法

（1）取2~3ml的速干手消毒剂于掌心。

（2）涂抹手的所有皮肤，揉搓方法参照六步洗手法，揉搓时间至少15秒。

（3）揉搓时，保证手消毒剂完全覆盖手部皮肤，直至手部干燥。

（4）符合上述消毒原则每5、6条者，应先洗手，然后再进行卫生手消毒。

（五）外科手消毒

1. 卫生用品

指甲剪、消毒皂液、非手触式清洗液出液器、一次性外科手消毒剂、无菌巾、灭菌洗手刷、计时钟。

2. 外科手术消毒原则

（1）先洗手、后消毒。

（2）进行各类手术前均应进行外科洗手和外科手消毒。

（3）手术中和不同患者手术之间、手套破损或手被污染时，应重新进行外科洗手和外科手消毒。

3. 外科手清洗、消毒方法

（1）洗手方法

①洗手之前应当先摘除手部饰物，并修剪指甲，长度应不超过指尖；②取适量的清洗液清洗双手、前臂和上臂下 1/3，并认真揉搓。清洁双手时，应清洁指甲下的污垢和手部皮肤的皱褶处；③流动水冲洗双手、前臂和上臂下 1/3；④使用无菌巾彻底擦干双手、前臂和上臂下 1/3。

（2）消毒方法：取适量的免冲洗手消毒剂涂抹双手的每个部位、前臂和上臂下 1/3，并认真揉搓直至消毒剂干燥，至少消毒二遍（手消毒剂的取液量、揉搓时间及使用方法遵循产品的使用说明）。

（3）注意事项：①在整个手消毒过程中应保持双手位于胸前并高于肘部，使水由手部流向肘部；②洗手与手消毒双手相互揉搓要充分；③术后摘除外科手套后，应用清洗液清洁双手；④用后的清洁指甲用具、揉搓用品等，应放到指定的容器中；揉搓用品应每人使用后消毒或者一次性使用；清洁指甲用品应每日清洁与消毒。

六、医务人员职业暴露预防及处理 SOP

（一）职业暴露的预防

1. 医务人员在进行侵袭性诊疗、护理、实验操作过程中，要保证充足的光线，并特别注意防止被针头、缝合针、刀片等锐器刺伤或划伤。

2. 禁止将使用后的一次性针头双手重新盖帽，如需盖帽只能用单手盖帽，禁止用手直接接触污染的针头、刀片等锐器。

3. 手术中传递锐器建议使用传递容器，以免损伤医务人员。

4. 使用后的锐器应当直接放入耐刺、防渗透的利器盒中，以防刺伤。

5. 医务人员进行有可能接触病人血液、体液的诊疗、护理和实验操作时必须戴手套，操作完毕，脱去手套后立即洗手或进行手消毒。

6. 在诊疗、护理、实验操作过程中，有可能发生血液、体液飞溅到医务人员的面部时，医务人员应当戴口罩、防护眼镜；有可能发生血液、体液大面积飞溅或者有可能污染医务人员的身体时，还应当穿戴具有防渗透性能的隔离衣或者围裙。

7. 处理污物时严禁用手直接抓取污物，尤其是不能将手伸入到垃圾袋中向下压挤废物，以免被锐器刺伤。

8. 所有被血液、体液污染的废弃物均焚烧处理。

（二）职业暴露后的处理流程

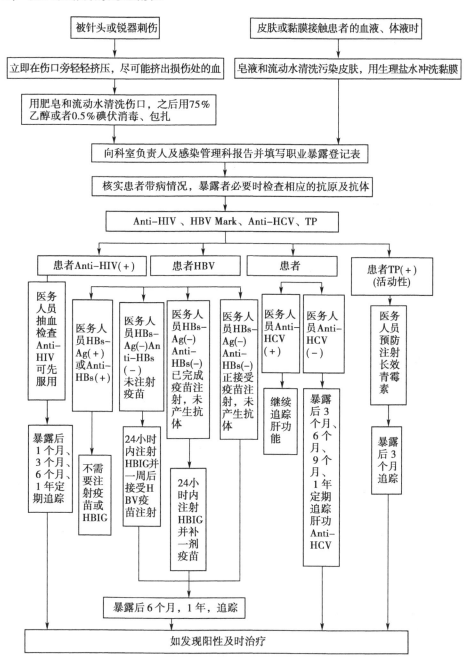

第二节 重症医学科院内感染防控

一、血管内导管相关感染防控

对于重症患者，血管内置管往往不可或缺，成为快速输液、应用血管活性药物、进行血流动力学监测、静脉营养支持以及血液净化的重要途径。但由于本身病情的严重性、皮肤黏膜的破坏、长时间保留导管等，血管内导管相关感染，尤其血管内导管相关血行感染也随之发生，延长了患者住院时间，增加患者的病死率，加重医疗负担。预防和控制血管内导管相关感染，是降低血管内导管使用并发症、节约医疗资源和改善重症患者预后的必然要求，应引起重症医学工作者的高度重视。因此，结合国内外研究，制定如下集束化措施来防控血管内导管相关感染：

1. 严格手卫生

在行各种操作，尤其与血液相关的，严格进行洗手和卫生手消毒。

2. 置管时采取最大的无菌屏障

行血管内置管时，医生洗手后穿无菌隔离衣，戴帽子、口罩、手套，穿刺点周围 15cm 严格消毒，铺大的无菌治疗巾。

3. 非隧道式导管穿刺点选择尽量避免股静脉

除紧急情况或患者体位受限，对肥胖患者而言（$BMI > 28.4 kg/m^2$），非隧道式中心静脉导管穿刺点选择尽量避免股静脉置管。从降低感染风险角度，宜选择锁骨下静脉（但不推荐用于血液净化置管通路）。

4. 氯己定皮肤消毒

相对于聚维酮碘（碘伏），优选 $> 0.5\%$ 氯己定溶液进行皮肤消毒。

5. 超声辅助下置管

超声辅助（超声定位和超声引导）下置管，尤其超声引导下置管可减少试穿的次数，减少穿刺机械并发症和感染并发症，不过需要经过超声培训的医师协助。

6. 及时去除不必要的导管

每日评估导管局部情况以及导管功能、留置的必要性，及时拔除不必要的导管。

二、重症医学科呼吸机相关肺炎的防控

呼吸机相关肺炎（VAP）是指机械通气 48 小时后发生的肺实质感染性疾病，是一类常见的但严重的院内获得性感染。随着重症患者的增多和机械通气的广泛应用，其发病率不断上升。患者一旦发生 VAP，平均机械通气时间和住院时间均延长，治疗费用明显增加，治疗更加困难，病死率可高达 30% 左右。预防和控制 VAP 的发生，是降低机械通气并发症、节约医疗资源和改善重症患者预后的必然要求，应引起重症医学工作者的高度重视。2013年中华医学会重症医学分会制订了《呼吸机相关肺炎的预防、诊断和治疗指南》，从器械相关、操作相关和药物预防相关等多方面进行预防。为便于临床实施，制定以下集束化的预防措施来防控 VAP：

1. 控制环境因素、防止交叉感染

定期对重症医学科病房空气、医护人员、医疗器械和各种装置进行病原菌定植监测，定期进行环境和医疗器械的消毒。医护人员在接触患者前后严格洗手、戴手套和口罩、严格无菌操作，避免手污染和器械污染。

2. 保持患者口腔卫生

加强患者牙齿和口腔清洁，减少口咽部细菌定植（如氯己定的应用），必要时应用药物

选择性口咽部去污染。

3. 人工气道气囊压力监测和保持

定期监测人工气道气囊压力，维持气囊压力在 25～30cmH$_2$O，防止口鼻腔内容物和胃内容物返流及误吸。

4. 应用声门下吸引

应用带有声门下吸引的人工气道，并保持吸引通畅，减少声门下内容物误吸。

5. 加强呼吸机管路的管理

频繁更换呼吸机管路可能增加 VAP 的发生，不需要定期更换呼吸机管路。当管道内有血、呕吐物或呼吸道分泌物时予以更换。防止管路积水杯中冷凝水溢流、及时清除冷凝水。

6. 半卧位

仰卧位是发生 VAP 的独立危险因素。没有禁忌证的患者，应采取30°的半卧位，既具有临床可操作性，又有利于预防 VAP 的发生。尤其在进行肠内营养过程中及其之后一段时间，应保持患者处于半卧位。

7. 避免不必要应用胃酸抑制剂预防应激性溃疡的发生

胃液 pH 值高低和胃内细菌检出率显著相关，使用 H$_2$ 受体拮抗剂和质子泵抑制剂后胃液 pH 值升高，胃内细菌检出率升高。因此对于发生消化道出血危险性低的机械通气患者，应避免胃酸抑制剂使用，可考虑应用胃粘膜保护剂（硫糖铝）；当患者存在应激性溃疡出血的高危因素时，考虑预防用药，如质子泵抑制剂。

8. 避免机械通气患者持续镇静

持续镇静及镇静程度过深均可能增加 VAP 的发生。对于机械通气患者，需进行镇静评分，实施早期目标导向镇静，防止镇静过深；如无禁忌应进行每日唤醒，评估能否拔管。

三、重症医学科导尿管相关泌尿系统感染（CA-UTI）的防控

（一）严格掌握留置导尿的适应症，减少不必要插导尿管及不必要延长留置时间

1. 留置导尿管的适应证

（1）解除尿路阻塞。

（2）允许神经元性膀胱功能失调和尿潴留的病人导尿。

（3）泌尿道手术或生殖道手术的病人。

（4）危重病人需要准确记录尿量。

2. 导尿方式

如病情评估允许优先选择非侵入操作式导尿，行非侵入引留尿液与置入导尿管序贯治疗方法相结合，必要时插入导尿管。

无尿路梗阻并有完整排尿反射的尿失禁男性患者可采用外阴、阴茎套引流法。体外集尿系统较留置导尿管发生菌尿的危险性明显降低。对于急性动力性梗阻患者，无禁忌证时可用针灸、纠正电解质失衡、减少麻醉后肌松药残留等促进梗阻解除；早期观察护理发现尿少，早期物理热敷下腹、声波刺激排尿也有利于解除梗阻。间断插置导尿管法适用于膀胱排空障碍的患者，可避免长时间留置导尿管导致感染机会明显增加。

3. 不适宜留置导尿管的情况

（1）病人能够自主排尿。

（2）仅为获得尿培养或某种诊断检查如尿电解而采集尿标本。

（3）对尿失禁病人留置导尿管而代替一般护理。

（4）急性尿道炎、急性前列腺炎、急性附睾炎、月经期均不适宜留置导尿管。

（二）留置导尿的宣教

1. 对患者、家属、护工进行宣教

（1）饮水的重要性。

（2）引流袋的位置不高于膀胱水平，导尿管不能返折、阻塞，宣教放尿的方法。

（3）保持床单位、衣物、皮肤清洁重要性。

（4）异常情况的观察，如尿液颜色或混浊度、量的变化，并做好记录。

（5）手卫生。

2. 对医护人员进行教育培训，规范诊疗过程监控、危险因素管理，全方位进行感染预防控制。

3. 导尿管感染危险因素的管理

如留置时间过长、尿道黏膜损伤出血、未接受系统抗菌药物治疗、女性、高龄、肝肾功能不全、糖尿病、糖皮质激素应用、导尿管装置无菌技术不良、引流袋内细菌滋生；导尿管口附近病原菌滋生、非感染性泌尿道疾患（肾输尿管结石、前列腺肥大）。

4. 定期分析导尿管相关泌尿系感染发病率，用数据推行重点部位的感染预防制度政策的完善与推行，达到医院全员参与感染控制。

（三）按照导尿管操作常规执行尿管留置

1. 要求只有掌握无菌插管正确技术和导管护理的人员（如医院工作人员、家属或病人）才能操作导管。

2. 应用无菌技术和无菌器材插管和护理导尿管。插管时准备手套、手术孔巾、纱布，选用合适的灭菌液清洁尿道周围、使用一次性包装的润滑凝胶；使用引流通畅而外径细的尿管以减少尿道的损伤。留置导尿管后要加强保护以预防滑动和牵引尿道。

3. 维持持续的密闭无菌引流系统

（1）不要分离导尿管和引流管，采集尿液化验标本要从采样口用无菌技术采集；戴无菌手套在采样口先以消毒剂消毒，再以无菌空针抽取。

（2）如果违反了无菌操作、出现了分离或渗漏，应消毒导尿管和引流管连接处后再用无菌技术重新放置集尿系统。

（四）采尿标本和更换导尿管频率

1. 菌尿症监测，不推荐频繁监测。每周常规做一次尿常规检查，如有尿路感染时及时采集标本作尿常规和细菌培养评估感染发生，指导诊治。尿液标本在室温下放置不能超过2 小时，应及时送检微生物检验接种。

2. 长期放置存留导尿管的患者，建议每4 至 6 周更换导尿管；当患者有尿路感染征象时，在开始使用抗菌药物治疗之前就先更换导尿管，对降低留置导尿管相关尿路感染的效果较好。

（五）不推荐使用的处理方法

1. 膀胱灌洗

除非患者病情需要，否则膀胱灌洗应避免。定期使用生理盐水、抗菌药物或消毒剂膀胱灌洗并不能降低导尿管相关尿路感染的发生。

2. 全身应用抗菌药物预防导尿管相关泌尿系感染。

（六）膀胱功能训练与评估

由患者自己控制，当有尿意时放开尿管，流尽尿液后再夹闭尿管，如此反复以训练膀胱收缩功能，促进及早拔管，可结合原发病治疗恢复情况决定拔管。

第三节　重症医学科环境病原菌定植监测及防控

医疗环境中病原菌的污染或定植是导致院内感染暴发的重要传播途径之一，定期对医疗环境进行病原菌定植及其药物敏感性的监测有利于明确院内感染暴发的流行环节，并有利于采取有效的手段减少或控制由此产生的院内感染。

一、监测对象或部位

监测范围需涵盖以下方面：①科室工作人员：包括各级医师（本科室医师、进修医师、轮转医师、实习医师）、各级护士和病区护工；②患者所在病房及其床单元区域物品：如门把手、床栏、床单、枕头、床垫、床旁椅等、血压袖带、脉氧手夹；③公用医疗器械：如转运呼吸机或病房使用呼吸机表面、呼吸机管路、呼吸机排风扇和呼吸机模肺、呼吸囊、指脉氧监护仪、抢救箱、监护仪表面、CRRT排风扇、支气管镜及其存放柜等；④医护辅助用品表面：如洗涤槽、洗手液、屏风、湿化器、垃圾箱等；⑤医护工作区域物品表面：如护士站桌面、医护使用电脑桌面、计算机键盘、电话等；⑥病房空气和空调出风口等。

二、监测频率

监测频率依据各科室及所在单位具体情况、院内感染暴发流行情况而定，通常每3到6个月进行1次监测，如果有院内感染暴发流行，应及时采样。

三、监测方法

1. 标本留取

（1）医护人员手表面：被检人五指并拢伸直，将浸有无菌生理盐水采样液的咽拭子在双手指曲面从指根端来回涂擦各2次（一只手涂擦面积约30cm^2），并随之转动采样咽拭子。将咽拭子放入装有10ml采样液的试管中送检。

（2）一般物体表面：咽拭子在被测物体表面往返涂抹5次，并随之转动咽拭子，被采面积<100cm^2，取全部表面；被采面积>100cm^2，取100cm^2。然后装入10ml采样液的试管中送检。

（3）环境中灰尘：利用自然沉降法，采用普通营养琼脂平板。在采样点将平板盖打开，使平板在空气中暴露5分钟后送检。

（4）呼吸机管路、模肺：利用自然沉降法，采用普通营养琼脂平板。将呼吸机打开，在呼吸机出口处，将平板盖打开，使平板在出气口处暴露5分钟后送检。

2. 标本送检

（1）咽拭子：咽拭子采集后应立即送检，室温运送时间小于2小时，若不能立即接种，需放入运送培养基中。

（2）血标本：血培养如不能立即送检，需室温保存或置于35～37℃孵箱中，切勿冷藏。

（3）痰标本：2小时之内送检，否则置于4℃冰箱内保存。

3. 咽拭子平板接种

将咽拭子直接轻涂于羊血琼脂培养皿或麦康凯琼脂培养皿平板上1/5处，然后左右来回以曲线形式做连续划线接种，标记后送至35～37℃孵育箱中培养，一般在18～24小时后观察结果。

4. 菌种鉴定和药敏检测

（1）形态学鉴定：细菌在培养基生长18～24小时后形成菌落，根据菌落形状、表面形状、大小、边缘、颜色、质地及粘度挑选菌落。

（2）对于挑选出来的菌落进行革兰氏染色，选取革兰氏染色阴性细菌进行下一步鉴定。

（3）各单位依据具体情况进行菌种鉴定，采用纸片法或MIC法进行病原菌药物敏感性测定。

5. 如出现院内感染暴发流行，需进行病原菌的同源性分析，以分析或明确院内感染暴发流行的环节并采取相应控制措施。

第四节　院内感染暴发事件报告及处置

一、医院感染暴发的报告

1. 出现医院感染暴发流行趋势时，临床科室经治医师立即报告科主任，同时报告医院感染管理科，确认后及时报告分管院长，并通报相关部门。

2. 经医院调查证实出现以下情况时，医院应于12小时内报告本市医院感染质控中心、卫生行政部门和疾病控制中心。

（1）5例以上疑似医院感染暴发。

（2）3例以上医院感染暴发。

3. 当地卫生行政部门接到报告后，应当于24小时逐级上报至省级卫生行政部门。

4. 省级卫生行政部门接到报告后组织专家进行调查，确认发生以下情形的，应于24小时内上报至卫计委。

（1）5例以上医院感染暴发。

（2）由于医院感染暴发直接导致患者死亡。

（3）由于医院感染暴发导致3人以上人身损害后果。

5. 发生以下情形时应当按照《国家突发公共卫生事件相关信息报告管理工作规范（试行）》的要求进行报告。

（1）10例以上的医院感染暴发事件。

（2）发生特殊病原体或新发病原体的医院感染。

（3）可能造成重大公共影响或严重后果的医院感染。

二、医院感染暴发的处置预案

1. 临床科室发现3例或3例以上相同感染病例（包括症状相同或病原体相同等），应及时上报感染管理科。

2. 医院感染管理科接到报告后应立即到现场核查，在确认医院感染暴发时应立即报告院领导和上级有关部门。

3. 查找感染源及传播途径，隔离相关病人，加强消毒，必要时关闭病房。

4. 制定控制措施，分析调查资料，写出调查报告，总结经验，制定防范措施。

三、医院感染暴发的具体调查步骤

1. 成立调查小组

调查小组由分管院长、感染控制人员、医院流行病学专家、感染发生部门科主任及护士长、微生物学专业人员、药物学专业人员、后勤保障部主管等组成。

2. 对医院感染暴发病例进行查看，了解病史、核查实验室检查结果，开展相应的流行病学调查。

3. 进行核实会诊，确认是否为真正的医院感染暴发或流行的存在。

4. 调查感染暴发流行的起始时间及医院感染传播方式，列出潜在的危险因素。

5. 根据调查情况，制定临时控制措施。如隔离感染源或可疑感染源或保护性隔离其他患者等。必要时可采用停止手术或关闭病房等措施。

6. 根据感染暴发或流行的调查和控制情况，实时调整相应控制措施并及时完成调查报告。

7. 调查小组向医院感染管理委员会递交书面报告。

附：

医院感染暴发的定义：是指在医疗机构或其科室的患者中，短时间内发生3例以上同种同源感染病例的现象。

疑似医院感染暴发：指在医疗机构或其科室的患者中，短时间内出现3例以上临床综合征相似、怀疑有共同感染源的感染病例；或者3例以上怀疑有共同感染源或感染途径的感染病例现象。

医院感染暴发传播方式：共同来源、带菌者传播、交叉感染、空气传播或其他方式。